華佗醫心系列 ⑩

進入本草備要

國考中藥藥物學高分秘笈

洪鎮平、洪心容　編著

文興出版事業

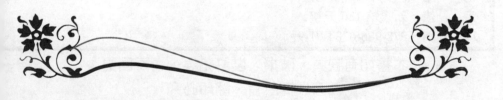

國家圖書館出版品預行編目資料

進入本草備要：國考中藥藥物學高分秘笈／
　洪鎮平, 洪心容編著, -- 初版, -- 臺中市：
　文興出版, 2007[民 96]
　　面：　　公分. -- （華佗醫心系列；10）
　ISBN 978-986-6784-01-9(平裝)

　1.本草

414.1　　　　　　　　　　　　　　　　96009848

華佗醫心系列 10(WE010)
進入本草備要（國考中藥藥物學高分秘笈）

出 版 者：文興出版事業有限公司
總 公 司：臺中市西屯區漢口路 2 段 231 號
電　　話：(04)23160278　傳真：(04)23124123
營 業 部：臺中市西屯區上安路 9 號 2 樓
電　　話：(04)24521807　傳真：(04)24513175
E - m a i l：79989887@lsc.net.tw
展讀文化出版集團網址：http://www.flywings.com.tw

發 行 人：洪心容
作　　者：洪鎮平、洪心容
總 編 輯：黃世勳
主　　編：陳冠婷
執行監製：賀曉帆
版面構成：臻美術編輯工作室　林琤玲(0932-715235)
封面設計：林士民
總 經 銷：紅螞蟻圖書有限公司
地　　址：臺北市內湖區舊宗路 2 段 121 巷 28 號 4 樓
電　　話：(02)27953656　傳真：(02)27954100
初　　版：西元 2007 年 7 月
定　　價：新臺幣 180 元整
I S B N：978-986-6784-01-9

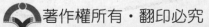
郵政劃撥　戶名：文興出版事業有限公司　帳號：22539747

編者序

　　中國古代記載藥物的典籍，被稱為「本草」，其起源於《神農本草經》，該書所載藥物僅有 365 種，直至明代《本草綱目》記載藥物已增至 1898 種，可謂集中國歷代本草之大成，但《本草綱目》考究淵博，泛引百家諸說，內容繁浩，精要難擇，閱讀確有困難之處，導致清代許多本草學者致力於《本草綱目》的摘要整理，以藥物便覽的方式呈現，其中以《本草備要》最有名。

　　《本草備要》是清代汪昂摘錄《本草綱目》內容，並參照《神農本草經疏》及歷代諸家本草編纂而成，內容既完備又扼要，故名。其初刊於康熙 22 年(西元 1683 年)，後因所載藥物略少，又加以增補，並更名為《增訂本草備要》，復刊於康熙 33 年(西元 1694 年)。

　　正因《本草備要》擷取了中國歷代本草之精華，閱讀又簡便，自清代以來，已成為醫藥專業人士必讀之典籍，現今更被列為中醫師國家考試必考之讀本。然而《本草備要》內容雖簡要，但對於莘莘學子而言，要於短時間背誦有成，恐有困難，有鑑於此，筆者特將其全書內容歸類、條列及表格化，並加入流傳於中醫院校的諸多心象記憶法，盼能引領初學醫藥者或即將面對考試的學子迅速進入《本草備要》，享受浸淫於本草領域的喜悅。

　　　　　　　　　　　　　　　　　　　洪心容

　　　　　　　　　　　　　　　　　　於台中市上安中醫診所
　　　　　　　　　　　　　　　　　　2007. 5. 31

目　錄

藥性總義

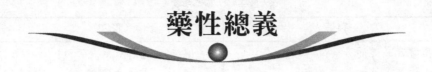

五味之義	五色之義	五味之用
❖酸－屬木、入肝。 ❖苦－屬火、入心。 ❖甘－屬土、入脾。 ❖辛－屬金、入肺。 ❖鹹－屬水、入腎。	❖青－屬木、入肝。 ❖赤－屬火、入心。 ❖黃－屬土、入脾。 ❖白－屬金、入肺。 ❖黑－屬水、入腎。	❖酸者－能濇、收。 ❖苦者－能瀉、燥、堅。 ❖甘者－能補、和、緩。 ❖辛者－能散、潤、橫行。 ❖鹹者－能下、軟堅。 ❖淡者－能利竅、滲泄。

陰陽之義

寒熱溫涼－氣也－為陽	酸苦甘辛鹹－味也－為陰
❖氣厚者－陽中之陽－發熱（溫） ❖氣薄者－陽中之陰－發泄（表散）	❖味厚者－陰中之陰－泄（降瀉） ❖味薄者－陰中之陽－通（利竅滲濕）

陽	陰
❖辛甘發散。 ❖淡味滲泄。 ❖輕清升浮。 ❖陽氣出－上竅。 ❖清陽－發腠理－實四肢。	❖酸苦涌泄。 ❖鹹味涌泄。 ❖重濁沉沈降。 ❖陰味出－下竅。 ❖濁陰－走五臟－歸六腑。

升降浮沈之義

升浮	降沈
❖輕虛者－浮而升。 ❖味薄者－升而生（象春）。 ❖氣厚者－浮而長（象夏）。	❖重實者－沈而降。 ❖味厚者－沈而藏（象冬）。 ❖氣薄者－降而收（象秋）。
味平者－化而成（象土）。 氣味俱厚者－能浮能沈。 氣味俱薄者－可升可降。	
❖氣厚味薄者－浮而升。 ❖辛甘－無降。 ❖熱－無沈。	❖味厚氣薄者－沈而降。 ❖鹹－無升。 ❖寒－無浮。

上下內外各以其類相從

❖根之在土中者－半身以上則上升。 　　　　　　半身以下則下降。 ❖中空者－發表。 　內實者－攻裏。 ❖枯燥者－入氣分。 　潤澤者－入血分。	❖藥之為枝者－達四肢。 　為皮者－達皮。 ❖質之輕者上入－心肺。 　重者下入－肝腎。

諸藥入諸經

色	味	氣	性屬	皆入
青	酸	燥	木	足厥陰肝，足少陽膽經。
赤	苦	焦	火	手少陰心，手太陽小腸經。
黃	甘	香	土	足太陰脾，足陽明胃經。
白	辛	腥	金	手太陰肺，手陽明大腸經。
黑	鹹	腐	水	足少陰腎，足太陽膀胱經。

藥性總義

❖十二經中一惟手厥陰心包絡、手少陽三焦經，經無所主，其經通於足厥陰、少陽。

❖厥陰主血一諸藥入肝經血分者，併入心包絡。

❖少陽主氣一諸藥入膽經氣分者，併入三焦。

❖命門相火一散行於膽、三焦、心包絡，故入命門者，併入三焦。

異同之義

❖相須者一同類而不可離。	❖相使者一我之佐使。
❖相惡者一奪我之能。	❖相畏者一受彼之制。
❖相反者一兩不相合。	❖相殺者一制彼之毒。

五臟補瀉之義

	苦	急食	欲	急食	補	瀉
肝	急	甘以緩之	散	辛以散之	辛	酸
心	緩	酸以收之	軟	鹹以軟之	鹹	甘
脾	濕	苦以燥之	緩	甘以緩之	甘	苦
肺	氣上逆	苦以瀉之	收	酸以收之	酸	辛
腎	燥	辛以潤之	堅	苦以堅之	苦	鹹

六淫主治，各有所宜，故藥性宜明，而施用貴審

淫於內	治以	佐以		心象
風	辛涼	苦甘	以甘緩之，以辛散之。	❖瘋新娘一哭乾一甘心。
熱	鹹寒	甘苦	以酸收之，以苦發之。	❖惹聞漢一甘苦一酸苦。
濕	苦熱	酸淡	以苦燥之，以淡泄之。	❖實苦了一酸旦一苦旦。
火	鹹冷	苦辛	以酸收之，以苦發之。	❖伙仙人一苦心一算苦。
燥	苦溫	甘辛	以苦下之。	❖找姑問一心肝一苦。
寒	甘熱	苦辛	以鹹瀉之，以辛潤之，以苦堅之。	❖喊乾了一辛苦一嫌辛苦。

五行相生，子母相應之義

人之五臟，應五行（金木水火土），子母相生。《經》曰：虛則補其母，實則瀉其子。又曰：子能令母實。

	為母→	子	入	併入
肝	心	脾	心	肝與脾
心	脾	肺	脾	心與肺
脾	肺	腎	肺	脾與腎
肺	腎	肝	腎	肺與肝
腎	肝	心	肝	腎與心

五行相剋之義

	傷	勝
酸	筋	辛
苦	氣	鹹
甘	肉	酸
辛	皮毛	苦
鹹	血	甘

五病之所禁

酸－走筋	筋病－毋多食酸	筋得酸則－拘攣，收引益甚也。
苦－走骨	骨病－毋多食苦	骨得苦則－陰益甚，重而難舉也。
甘－走肉	肉病－毋多食甘	肉得甘則－壅氣，臚腫益甚也。
辛－走氣	氣病－毋多食辛	氣得辛則－散，而益虛也。
鹹－走血	血病－毋多食鹹	血得鹹則－凝濇，而口渴也。

五味之所傷

多食—酸	肉脈膧而唇揭。
多食—苦	皮槁而毛拔。
多食—甘	骨痛而髮落。
多食—辛	筋急而爪枯。
多食—鹹	脈凝泣而變色。

藥之為物，各有形性氣質，其入諸經

因形相類者	如連翹似心而入心，荔枝核似睪丸而入腎之類。
因性相從者	如屬木者入肝；屬水者入腎。潤者走血分；燥者走氣分。本天者親上；本地者親下之類。
因氣相求者	如氣香入脾，氣焦入心之類。
因質相同者	如藥之頭入頭；幹入身；枝入肢；皮行皮。又如紅花、蘇木汁似血，而入血之類。

藥之命名

以形名者	人參、狗脊之類也。
以色名者	黃連、黑參之類也。
以氣名者	豨薟草、香薷之類也。
以味名者	甘草、苦參之類也。
以質名者	石膏、石脂、歸身、歸尾之類也。
以時名者	夏枯草、款冬花之類也
以能名者	何首烏、骨碎補之類也。

人參

藥之製法

火製有四	煆、煨、炙、炒。
水製有三	浸、泡、洗。
水火共製	蒸、煮。

炮製功效

酒製—升提。	薑製—溫散。
入鹽—走腎而軟堅。	用醋—注肝而收斂。
童便製—除劣性而降下。	米泔製—去燥性而和中。
乳製—潤枯生血。	蜜製—甘緩益元。
陳壁土製—藉土氣以補中州。	麵裹麴製—抑酷性勿傷上膈。
黑豆、甘草湯漬—並解毒致令平和。	羊酥豬脂塗燒—咸滲骨容易脆斷。
去穰者—免脹。	去心者—除煩。

藥之為用

或—地道不真	則—美惡迴別。
或—市肆飾偽	則—氣味全乖。
或—收採非時	則—良楛其質。
或—頭尾誤用	則—呼應不靈。
或—製治不精	則—功力大減。

❖用者不察，顧歸咎於藥之罔功，譬之。不精練，思以盪寇克敵，適以覆眾與尸兵也，治療之家，其可忽諸。

千金云

凡藥須治，擇熬泡畢，然後秤用，不得生秤。

滋潤藥，皆先增分兩；

燥，乃秤之。

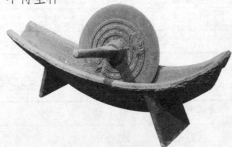

傳統輾藥設備

性味心象

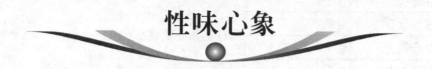

本單元將藥物依性味分類，並依藥名、性味、心象等 3 項順序製表。〈藥物前之編號，請參閱書末附錄《本草備要》藥物次序表（第 165 頁）〉

甘味藥

甘		
378 山藥	甘	幹─山妖。
256 榆白皮	甘滑下降	魚皮滑─趕下降
甘 平		
002 甘草	味甘，生平炙溫	甥敢拌，姪敢問
010 黃精	甘平	
296 荊瀝	甘平	黃經理遇豬─敢拼
009 萎蕤（玉竹）	甘平	
085 蒲黃	甘平	
162 蒲公英	甘平	黃埔公英入黨─敢拼
195 黨參	甘平	
364 大麻仁	甘平滑利	
363 胡麻	甘平	大罵胡罵落得打─敢拼
201 落得打	甘平	
199 霍山石斛	甘平	打落霍山之虎─敢拼
200 冬蟲夏草	甘平	
468 阿膠	甘平	從早死幹，阿嬌鳴叫─敢拼
469 黃明膠	甘平	

503 龜板	甘平至陰	閨房雲雨合歡達旦－敢拼
403 雲母石	甘平	
307 合歡皮	甘平	
340 巴旦杏仁	甘平	
362 刀豆	甘平	刀子、鋸子－敢拼
324 枳椇子	甘平	
354 稷	甘平	妓－敢拼
379 百合	平甘	百盒餅乾
442 露水	甘平	露水（鴛鴦）－頻幹
387 絲瓜	甘平	拾瓜－敢拼
457 烏骨雞	甘平	張無忌－敢拼
222 琥珀	甘平	虎迫－敢拼
229 枸杞子	甘平	狗急小子－敢拼
515 露蜂房	甘平有毒	閨「房」雲雨合歡達旦－敢拼
410 禹餘糧	甘平性濇	有餘糧－敢頻捨
456 雞肫皮	甘平性濇(於456雞項下)	吃雞屁股－敢拼之濇
316 柿乾	甘平性濇、生食性寒	事關一頻干涉。從早「死幹」，阿嬌鳴叫－敢拼
422 紫石英	甘平性溫而補	只是贏－敢拼不問
348 胖大海	味甘、微濇平、微涼	胖大害：該為瘦，拼微量
甘 淡		
181 土茯苓	甘淡平	屠夫－膽敢拼？閹屠夫－幹、蛋平
481 燕窩	甘淡平	
118 木通	甘淡輕虛	牧童－感嘆情緒
119 通草	色白氣寒，味淡體輕	童吵：「餵蛋體輕，色白氣寒」。 比較沙參：甘苦微寒，味淡體輕。(參見 P.16)
365 薏苡仁	甘淡微寒	一人，感嘆微寒

405 滑石	甘淡寒滑	
230 地骨皮	甘淡寒	畫師嘀咕燈少—感嘆寒
122 燈心草	甘淡寒	
120 澤瀉	甘淡微鹹	特赦（台語）：「簡單、危險」（台語）
012 石斛	甘淡鹹平	師父：「敢當先拼」。
甘　溫		
001 黃耆	甘溫	敢吻黃妻
082 大小薊	甘溫	大小雞—敢吻
456 雞	甘溫，屬巽屬木	大小雞—敢吻
259 葵仁	甘溫	
309 大棗	甘溫（入脾血）	偉人大找難找死君子—感恩
342 南棗	甘溫	
146 使君子	甘溫	
326 龍眼肉	甘溫	
418 爐甘石	甘溫	
420 石鐘乳	甘溫	魯幹十分鐘縮陽—穩幹
137 鎖陽	甘溫	
351（米）穀芽	甘溫	穀芽、紅麴、糯米—發酵過程
368 紅麴	甘溫	穀芽、紅麴、糯米—發酵過程 ，感恩
350 糯米	甘溫	穀芽、紅麴、糯米—發酵過程
208 玫瑰花	甘溫	「敢吻」玫瑰。
506 蝦	甘溫	敢問—瞎子
329 海松子	甘溫	
473 鹿茸	甘溫純陽	海陸大餐—甘溫
482 雀	甘溫	
464 牛肉	甘溫屬土	牛肉麵—甘溫
353 麵	甘溫（於353小麥項下）	

459 五靈脂	甘溫純陰，氣味俱厚	
521 白蠟	甘溫	武林芭樂白扁害馬─敢問
360 白扁豆	甘溫	
529 海馬	甘溫	
485 鵝卵	甘溫 (於485鵝項下)	
485 鵝	甘溫有毒	
285 蘇合香	甘溫走竄	合蘇（俄）竄通：「甘穩？」
220 茯苓	甘溫淡滲	婦人─「敢吻單身」。
156 甘松香	甘溫芳香	敢送香─「敢吻芳香」？
331 蓮子	甘溫濇	
332 蓮蕊鬚	甘溫濇	ㄌㄢ需立直（蓮子、蓮鬚、荔枝核）─幹穩射
327 荔枝核	甘溫濇	
321 橄欖	甘濇溫	含蛋一幹，射穩
233 杜仲	甘溫微辛	肚腫─甘問未生（台語）
008 蒼朮	甘溫辛烈	倉促煮─「敢問辛烈」
409 赤石脂	甘溫酸濇	吃屎─肛溫栓塞
甘　熱		
463 羊肉	甘熱屬火	羊呼逃─趕了
325 胡桃	甘熱，皮濇肉潤	
甘　濇		
328 榧實	甘濇	FACE（欠濕）─乾澀
335 芡實	甘濇	
487 龍骨	甘濇微寒	龍姑─乾澀微喊（古墓性冷感）
甘　涼		
236 桑椹	甘涼 (於236桑白皮項下)	傷身：幹兩（次）
349 粳米	甘涼	粳米（就是）：「乾糧」。
204 香蕉	甘涼	香蕉「乾糧」。

性味心象

399 丹砂	甘涼	誅殺黃牛一當乾糧
465 牛黃	甘涼	誅殺黃牛一當乾糧
514 蜂蜜	味甘生涼，熟甘溫	
453 石燕	甘涼	
458 鴨	甘冷	被叫鴨子一冷感

甘 微 寒

198 土人參	甘微寒，氣香味淡	土人身（未穿衣服）一甘未寒（台語），妻想銀蛋
484 雉	甘微寒	土人捉雉一301條款一甘微寒
298 竹茹	甘微寒	
260 密蒙花	甘微寒	
353 小麥	甘微寒	侏儒密謀想賣天竺假鼠一301條款一甘微寒
300 天竹黃	甘微寒	
480 鼲鼠矢	甘微寒	
337 荸薺	甘微寒滑	勃起：甘微發汗（台語）

甘 寒

032 栝蔞仁	甘寒	看到骷髏人：「敢喊」
443 臘雪水	甘寒	
444 冰	甘寒	
445 地漿水	甘寒	
541 人中黃	甘寒	
025 薺苨	甘寒	
161 金銀花	甘寒	
121 車前子	甘寒	黃種妓女真淫花車前摸三根
093 白茅根	甘寒	
094 蘆根	甘寒	
095 苧根	甘寒滑	

336 甘蔗	甘寒	
214 芭蕉根	甘寒	
357 黑大豆	甘寒	這把黑綠東西一敢含？
359 綠豆	甘寒	
386 冬瓜	甘寒	
339 西瓜	甘寒	
519 蟬蛻	甘寒	蟬一乾喊
338 菱	甘寒	
128 海金砂	甘寒淡滲	
356 蕎麥	甘寒降氣	臨海金沙橋簽商業一航港
396 鉛	甘寒	
236 桑葉	甘寒 (於236桑白皮項下)	
178 冬葵子	甘寒淡滑	鬼子一敢膽喊話（甘淡寒滑） 比較 苄根、竹瀝一敢喊話
297 竹瀝	甘寒滑	助理一敢喊話
164 杜牛膝	甘寒微毒	賭牛一為賭敢喊
097 芭蕉根	甘大寒	這把黑綠東西一敢含？
510 田螺	甘大寒	
333 藕	澀平，生甘寒，熟甘溫	比較 人參一生甘苦，熟甘溫；蜂蜜一生甘涼，熟甘溫
甘 苦		
019 麥門冬	甘微苦寒	賣門：微喊甘苦
061 鉤藤鉤	甘微苦寒	夠疼：甘未哭喊
234 女貞子	甘苦平	
016 甘菊花	味兼甘苦，性稟和平	女貞舉杯王不留一乾古瓶
180 萆薢	甘苦平	
177 王不留行	甘苦平	

性味心象

218 雞血藤	溫微甘苦	暮賊學騰－穩未苦幹
212 （板）藍根	甘苦涼	天生男根－幹姑娘
003 人參	生甘苦微涼，熟甘溫	人「生」地疏，「甘苦微涼」； 混到「熟」，就「感溫」暖。
004 沙參	甘苦微寒，味淡體輕	小沙僧家境「甘苦」，出身「微寒」；餵他很多「蛋」，體重仍很「輕」。
126 地膚子	甘苦氣寒	甘地父子－苦乾旱
127 石韋	甘苦微寒	沙茶蝕胃－乾枯微汗
066 生地黃	甘苦大寒	第一次生，大喊甘苦冬天生弟弟－大喊甘苦
067 乾地黃	甘苦寒，沉陰而降	第二次生，甘苦而喊甘地父子－苦乾旱
068 熟地黃	甘微溫	第三次生，「甘而微」感「溫」暖。
018 天門冬	甘苦大寒	冬天：大喊甘苦。冬天生弟弟－大喊甘苦
023 百部	甘苦微溫	擺佈三妻－甘苦，未穩
083 三七	甘苦微溫	
054 木賊	溫微甘苦	暮賊學騰－「穩未苦幹」。 比較站三七部－甘苦未穩
056 蒼耳子	甘苦性溫	河東豬狗娼兒子（指韋小寶）－穩甘苦
322 白果	甘苦而溫，性濇而收，有小毒	紅杏辦夠當歸－苦悶心肝
074 澤蘭	甘苦辛香	遮力－心想苦幹
189 決明子	甘苦鹹平	絕命了：「甘苦先拼」。
甘 酸		
319 梨	甘微酸寒	（請吃）梨：「甘未寒酸」
358 赤小豆	甘酸（思邈鹹冷）	吃小豆－改善（飲食）
402 空青	甘酸寒	空軍凌霄－敢撼山
081 凌霄花	甘酸寒	
144 覆盆子	甘酸微溫	尿壺倒了－「幹，旋未穩！」。

136 肉蓯蓉	甘酸鹹溫	從容插一幹ㄕㄨㄢ尚穩（台語）
甘 辛		
262 山茶花	甘微辛寒	茶花女一敢為心寒
168 山慈姑	甘微辛，有小毒。	慈姑：「為心肝，有小肚」。
456 雞子	甘辛（於456雞項下）	
143 菟絲子	甘辛平	兔哥一性感平
138 巴戟天	甘辛微溫	巴擊白英，放風後香一性感微聞。巴望你幾天一慰問心肝
421 白石英	甘辛微溫	巴擊白英，放風後香一性感微聞
236 桑白皮	甘辛寒	傷到白皮：「心肝寒」。 比較前夫百殮一心肝哭喊（白斂，P.23）
404 石膏	甘辛淡，大寒，體重而降	私攬：甘心大喊
043 升麻	甘辛微苦	先生馬殺雞，太太甘心為他苦
063 當歸	甘辛苦溫	當歸：「心肝苦悶」，何處去了？紅杏掰夠當歸一心肝苦悶
甘 鹹		
412 硼砂	甘微鹹涼	（手）捧砂（布）：「未先掠乾」。（微鹹涼甘）
509 瓦楞子	甘鹹	
415 礞石	甘鹹有毒，體重沉墜	二楞子摸蛇血一（長）乾癬
499 蛇蛻	甘鹹無毒（甄權有毒）	
286 血竭	甘鹹	
080 紫草	甘鹹寒	
512 珍珠	甘鹹寒	只炒珍珠鹽豆腐一幹，聞漢
433 青鹽	甘鹹寒	
389 豆腐	甘鹹寒	
355 粟	甘鹹微寒	肅清：蓋仙危害

532 淡菜	甘鹹	敢嫌菜淡
537 人乳	甘鹹寒滑	
518 桑螵蛸	甘鹹	人若無名想嫖旱蓮－敢嫌
184 旱蓮草	甘鹹汁黑	
531 海參	甘鹹溫	海神號－嫌甘穩
538 紫河車	甘鹹溫	
498 烏梢蛇	甘鹹溫	只喝烏白蛇－乾癬穩
497 白花蛇	甘鹹溫	
500 海狗腎	甘鹹大熱	吃海狗腎－幹仙大樂
274 蘇木	甘鹹辛涼	蘇母－敢嫌新娘

苦味藥

苦		
005 丹參	氣平而降，味苦	單身女郎（沒人愛憐）：「頻講苦」
苦 平		
266 水楊柳	苦平	
124 萹蓄	苦平	
092 荊三稜	苦平	水扁真善無桃花－苦拼
281 沒藥	苦平（經疏云應兼辛）	
310 桃仁	苦平微甘	
215 敗醬	苦平	
282 楓脂香	苦平	
334 荷葉	苦平	敗醬瘋子荷琵琶－貧苦
320 枇杷葉	苦平，降氣	
046 柴胡	苦平微寒	柴伕：苦拼微汗（從太陽上山砍到太陽下山）

苦　涼		
205 淡竹葉	微苦涼	「為姑娘」—擔竹葉。
245 槐花	苦涼（於 245 槐實項下）	壞花不緊—哭娘
263 木槿	苦涼	
265 烏桕木	苦涼，性沉而降	無酒：姑量沈降
苦　寒		
188 青葙子	苦微寒	
186 馬鞭草	苦微寒	
170 貫眾	苦微寒，有毒。	七箱馬便觀眾髮翹—故微汗
535 髮	苦微寒，髮者血之	
050 連翹	升浮，苦微寒	
123 瞿麥	苦寒	去賣雷丸（爆了）—哭喊
301 雷丸	苦寒，有小毒	
129 茵陳	苦寒	苦漢硬撐
179 白鮮皮	苦寒	生白癬—褲汗
131 青蒿	苦寒	（作官）清高＝苦寒（生活）
102 苦參	苦寒	苦行僧吃胡黃連（苦上加苦）—哭喊
101 胡黃連	苦寒	
166 山豆根	苦寒	
099 黃芩	苦寒	
292 衛矛	苦寒	三更房寢為毛鬥死—哭喊
361 淡豆豉	苦寒	
175 白頭翁	苦寒	白頭翁預知死—哭喊
183 預知子	苦寒	
416 代赭石	苦寒氣平	帶著王瓜—哭喊
176 王瓜	苦寒	
238 梔子	苦寒	稚子—哭喊

246 苦楝子	苦寒，有小毒	苦練舔瓜蒂─哭喊
385 甜瓜蒂	苦寒	
213 百腳草	苦寒	百交射乾─哭喊
171 射干	苦寒有毒	
112 商陸	苦寒有毒	商（人）睡花妓：「哭喊有毒」
110 甘遂	苦寒有毒	
113 芫花	苦寒有毒	
111 大戟	苦寒有毒	
098 大黃	大苦大寒	大連防龍薈─大哭大喊
100 黃連	大苦大寒	
108 防己	大苦大寒	
104 龍膽草	大苦大寒	
289 蘆薈	大苦大寒	
475 熊膽	苦寒涼心	北極熊：「苦寒」。
255 椿樗白皮	苦寒澀	春秋白皮書，秦皮─古漢色
257 秦皮	苦寒色青，性澀	
223 松脂	苦寒性燥 (於 223 松節項下)	宋子─哭喊姓趙 **比較**大風子─性熱；楓脂香─貧苦
197 珠兒參	苦寒微甘，味厚體重	豬兒─哭喊未幹（不是種豬），豬體味都很重
240 黃柏	苦寒微辛	黃伯伯─哭喊未生（台語）
245 槐實	苦寒純陰	壞死（了）─陰唇喊苦。 **比較**壞花不緊─哭娘（槐花、木槿，參見 P.19）
苦　溫		
192 木鱉子	苦溫微甘，有小毒	目憋（癢）：「苦問未敢消毒」。
078 紅花	苦溫辛甘（入肺心）	紅杏瓣夠當歸─心肝苦問

139 胡蘆巴	苦溫純陽	
185 劉寄奴	苦溫	
125 天仙藤	苦溫	
072 骨碎補	苦溫	糊塗劉天仙睡沒死，樂死孩童－苦悶
291 沒石子	苦溫	
219 絡石藤	苦溫無毒	
258 海桐皮	苦溫	
223 松節	苦溫	

<table>
<tr><td colspan="3" align="center">苦 澀</td></tr>
</table>

446 孩兒茶	苦澀	兒子泡茶：「又苦又澀」
269 櫻榔	苦澀	宗侶－苦澀
225 側柏葉	苦澀微寒	徹夜－苦，射未含

<table>
<tr><td colspan="3" align="center">苦 甘</td></tr>
</table>

237 桑寄生	苦甘	寄生在別人家－甘苦。
239 豬苓	苦甘淡	豬乳－甘苦等（台語）
193 西洋參	苦甘涼，味厚氣薄	西洋人：娘甘苦
270 茶	苦甘微寒	沙茶蝕胃－乾枯微汗
069 何首烏	苦甘溫，苦溫甘澀	
194 東洋參	苦甘溫，微帶羊羶氣	河東豬狗娼兒子（指韋小寶）－穩甘苦
007 白朮	苦甘溫	
011 狗脊	苦甘溫	
344 香欒	苦甘，辛酸而平	想戀（台語）－辛酸甘苦拼

<table>
<tr><td colspan="3" align="center">苦 酸</td></tr>
</table>

015 牛膝	苦酸而平 酒蒸則甘酸而溫	苦賺而拼，久爭則敢賺而穩
306 南燭	苦酸澀平	懶豬－拴舍頻哭
252 訶子	苦酸澀溫	鴿子－悶舍穩苦。比較鴿－鹹平

084 地榆	苦酸微寒，性沉而濇	
065 白芍	苦酸微寒	地獄少藥子時咳－説苦未喊
241 枳實、枳殼	苦酸微寒	
471 犀角	苦酸鹹寒	住在死角：「嫌苦寒酸」。(鹹苦寒酸)
苦 辛		
211 馬蘭	苦微辛涼	罵爛－為心良苦（苦了為娘的心）
202 水仙根	苦微辛寒滑	水仙－苦為新（人）喊話
382 蔓菁子	苦辛	滿清：酷刑
227 桂心	苦辛	
058 秦艽	苦辛	閨心思男，勤叫要花，哈死薑黃－心苦
165 鶴蝨	苦辛，有小毒	
090 薑黃	苦辛	
028 白芨	苦而辛，濇而收	北極：辛苦射獸
088 菴藺子	苦辛微寒	俺姑母被欺瞞白為錢－辛苦未喊
145 蒺藜子	苦辛溫	清晨擊破床－穩辛苦
242 厚朴	苦辛溫	
280 乳香	苦辛溫	沈乳－穩辛苦
243 檳榔	苦辛溫	志願當兵－穩辛苦
026 馬兜鈴	苦辛寒，體輕而虛，熟則四開象肺	馬喊辛苦，誰體會（肺） 地丁過金常離麻豆－尋寒谷
024 桔梗	苦辛而平(舟楫之劑)	姐泛舟：辛苦拼。
059 豨薟草	苦辛，生寒熟溫	洗錢：「辛苦」。(生手一喊辛苦，熟手－穩辛苦)
203 草棉花子	苦辛溫	炒棉花子－穩辛苦
013 遠志	苦辛溫	立遠志者：穩辛苦。
071 續斷	苦辛溫	天難行、流汗－穩辛苦
076 艾葉	苦辛，生溫熟熱純陽之性	愛也：辛苦，生溫熟熱

182 白斂	苦辛甘寒	前夫百殮—心肝哭喊
	苦　鹹	
106 大青	微苦，鹹大寒	大清—為苦選大汗
006 玄參（元參）	苦鹹微寒	玄參令腳養，古賢畏寒
472 羚羊角	苦鹹微寒	
075 白薇	苦鹹寒	白薇漏乳—古賢喊
288 胡桐淚	苦鹹大寒	胡同內—古賢大喊

酸味藥

	酸　平	
394 銅綠	酸平微毒	慘綠的童年—為賭頻酸
	酸　寒	
384 馬齒莧	酸寒	媽吃鹹菜—寒酸
207 秋海棠	酸寒	大陸人—寒酸
	酸　溫	
369 醋	酸溫	吃醋—穩酸
424 石硫黃	味酸有毒，大熱純陽	
	酸　澀	
251 金櫻子	酸澀	莖硬—爽射
432 皂礬	酸澀	造反—拴舍
341 梅花	酸澀平	
417 花乳石	酸澀平	花乳通綠—雙拼
366 御米殼	酸澀微寒	抽鴉片—（家中）酸澀寒微
312 烏梅	酸澀溫	五妹的木瓜像石榴皮—穩酸澀
317 木瓜	酸澀溫	
323 石榴皮	酸澀溫	

性味心象 ✿

431 膽礬	酸澀辛寒	有膽之蕃－算新漢色
酸 甘		
232 酸棗仁	生：酸甘而潤 熟：酸溫而香	爽超人－幹入穩香
033 天花粉	酸甘微苦微寒	天花：散開（酸甘），未哭未喊
017 五味子	性溫，皮甘肉酸核 辛苦酸鹹為多	五位姓溫的推銷員：「皮甘肉酸好辛苦」，全身都有酸鹹味。
318 山查	酸甘鹹溫	從容插－幹ㄕㄨㄢ尚穩
酸 鹹		
430 白礬	酸鹹而寒,性澀而收	白番：算聞漢
079 茜草	酸鹹溫	欠操－穩先ㄙㄨㄢ
462 犬肉	酸鹹溫	狗一拴，尚穩
441 黃薑水	酸鹹苦	房積水－姑先酸
520 五倍子	鹹酸	五輩子－先酸（台語）

鹹味藥

鹹 平		
483 鴿	鹹平	和平：「先拼」
504 鱉甲	鹹平	被挾（持）－先拼
528 海蛇	鹹平	海蛇軟軟－現平
511 石決明	鹹平	
513 蛤蚧	鹹平	阿姐識覺別嫁白人－嫌貧
543 人中白	鹹平	
533 貝子	鹹平	
534 瑪珂	鹹平	

鹹　寒		
353 浮小麥	鹹涼（於353 小麥項下）	傅小曼－閒娘
539 童便	鹹寒（時珍曰溫）	
408 太陰元精石	鹹寒	
277 紫檀	鹹寒	便引子彈氫彈鉛彈穿海藻－閒漢
105 青黛	鹹寒	
501 穿山甲	鹹寒	
035 海藻	鹹寒	
505 蟹	鹹寒	先喊－謝謝
411 浮石	鹹寒，體輕色白入肺	浮石打石蟹－閒漢
425 石蟹	鹹寒	
526 白頸蚯蚓	鹹寒	
461 豬	鹹寒，水畜	含涎
507 牡蠣	鹹濇，微寒	母（親嚴）屬－色現未喊
鹹　溫		
536 人牙	鹹溫有毒	人牙、大門牙立刻－獻吻
352 大麥芽	鹹溫	
315 栗	鹹溫	
473 鹿角	鹹溫（於473 鹿茸項下）	鹿角揚起立－文獻（記載）
419 陽起石	鹹溫	
540 秋石	鹹溫	秋石海嘯－咸聞
502 海螵蛸	鹹溫	
鹹　甘		
437 甘瀾水	鹹甘	
426 無名異	鹹甘	人如無名，想嫖旱蓮－敢嫌
434 食鹽	鹹甘辛寒	只炒珍珠鹽豆腐－幹，閒漢

	鹹 苦	
169 漏盧	鹹苦寒	白薇漏乳—古賢喊
022 旋覆花	鹹苦辛溫	選護花使者：「掀褲新聞」。
413 硇砂	鹹苦辛熱，有毒	自殺—醒了嫌苦毒
	補 遺	
456 雞矢醴	微寒 (於456雞項下)	吃雞屎—微汗
488 龍齒	濇涼	（隆）恥骨—色娘
496 蚺蛇膽	味苦而帶甘，氣寒有小毒	比較甘地父子—苦乾旱(地膚子，參見 P.16)

辛味藥

	辛 平	
167 牛蒡子	辛平	牛頭馬面要心存公平，馬面有情緒
191 馬勃	辛平輕虛	
155 茴香 (小茴)	辛平	小回鄉：「心平」。
287 阿魏	辛平 （一云溫）	為金錢銅鐵—（要）心平
393 金	辛平有毒	
451 古文錢	辛平有毒	
395 自然銅	辛平	
397 鐵	辛平	
216 地錦	辛平	弟衣錦榮歸：心平。 比較大茴—心熱，小茴—心平
261 芙蓉花	辛平性滑，涎黏	芙蓉—先黏新花瓶
086 卷柏	生辛平，炙辛溫	卷伯—（一）生心平，只（看）新聞

辛　香		
044 白芷	芳香辛溫	芳香新聞紙
330 落花生	辛香	心想－落花生
305 安息香	辛香苦平	人（安息）（卻）：心想苦拼
141 淫羊藿	辛香甘溫	淫貨：「心想幹穩」。去跪著殘殺淫羊－心甘穩？
辛　涼		
299 淡竹葉	辛淡甘寒	
525 蟾蜍	辛涼微毒 蟾土精而應月魄	蟾蜍身將皮薄－辛涼
376 薑皮	辛涼（於376生薑項下）	
052 薄荷	辛涼	
401 輕粉	辛冷有毒	輕身的紅粉：「冷身（台語）」。（冷辛）
辛　寒		
460 夜明砂	辛寒	夜明，貓吟－心寒
522 斑蝥	辛寒有毒	
400 水銀	辛寒陰毒	
466 白馬溺	辛寒	
467 驢溺	辛寒	
087 蘭茹	辛寒，有小毒	蘭相如：「心寒，說有小毒。」
117 藜蘆	辛寒至苦，有毒	地丁遇金常離麻豆－尋寒谷
辛　溫		
346 化州橘紅	辛微溫	技街：新未穩化州橘紅技術－新，未穩
053 雞蘇	辛而微溫	
055 浮萍	辛散輕浮	浮萍：「心散輕浮」
377 乾薑	辛溫	
045 細辛	辛溫	細心：看「新聞」

性味心象 ✿

051 紫蘇	辛溫	只輸（不贏）—新聞
057 天麻	辛溫	天天罵：「新聞」
373 大蒜	辛溫	大選（台語）—「新聞」
244 大腹皮	辛溫	復辟：「新聞」
268 肥皂莢	辛溫	肥皂有假的—新聞
267 皂角刺	辛溫（於267皂角項下）	照叫兩次—新聞
381 白芥子	辛溫	白白借兒子—新聞
429 石灰	辛溫性烈	灰熊—新聞
190 蓼實	辛溫	僚死、三聲無奈、騎辛夷搞夠本—新婚
264 杉木	辛溫	
376 生薑	辛溫	
157 山奈	辛溫	
293 漆	辛溫有毒	
249 辛夷	辛溫輕浮	
041 藁本	辛溫雄壯	
276 檀香	辛溫	檀香—欣聞
130 香薷	辛溫	想乳—就興奮
278 降真香	辛溫	真想：「溫馨（一下）」
383 蘹薑	辛溫	孕胎：溫馨
449 伏龍肝	辛溫	新婚—互弄幹，摸百爽
448 墨	辛溫	
447 百草霜	辛溫	
150 肉豆蔻	辛溫氣香	周玉蔻—報新聞氣象
283 冰片	辛溫香竄	兵變舍下殺人勿要胡說—心穩想竄
474 麝香	辛溫香竄	
148 砂仁	辛溫香竄	
253 烏藥	辛溫香竄	

375 胡荽	辛溫香竄	
279 丁香	辛溫純陽	丁香款待辛溫純陽的男人
020 款冬花	辛溫純陽	
029 半夏	辛溫有毒，體滑性燥	夏小姐：找「有毒新聞」，體罰姓趙
187 穀精草	辛溫輕浮	古經理：「親吻情婦」。比較浮萍－辛散輕浮
064 芎藭	辛溫升浮	窮凶：「審問神父」（台語）。
172 續隨子	辛溫有毒	婿隨吾公－心穩有毒
524 蜈蚣	辛溫有毒	
160 煙草	辛溫有毒	煙草：「新聞（說）有毒」。
423 雄黃	辛溫有毒	雄晃－心穩有毒
048 麻黃	辛溫微苦	麻煩：「新婚未哭」。（恐非處女！）
371 韭	辛溫微酸	炙－心穩微酸
231 山茱萸	辛溫酸濇	山豬－新婚爽射
辛 熱		
470 虎骨	味辛微熱	（保護）虎骨－微熱心
345 櫻桃花	辛熱	櫻挑－心熱起來
284 樟腦	辛熱香竄	
294 巴豆	辛熱，有大毒	
140 仙茅	辛熱，有小毒	
147 益智子	辛熱	
159 蓽茇	辛熱	章八仙役畢牽草蔲回良－熱心
107 牽牛子	辛熱有毒	
151 草豆蔲	辛熱香散	
149 白豆蔲	辛熱	
155 茴香（大茴）	辛熱	
158 良薑	辛熱	
303 伽南香	辛熱氣香	嘉南親戚大瘋子－熱心

性味心象 �֍

304 金雞勒	辛熱	
295 大風子	辛熱有毒	
427 礜石	辛熱，有大毒	
272 川椒	辛熱純陽	床叫胡叫—親熱唇揚
273 胡椒	辛熱純陽	
辛 甘		
380 萊菔	辛甘	來福—心肝
042 葛根	辛甘性平	兔哥（非兔女郎）—性感平
224 柏子仁	辛甘而潤	薄情人：「心肝很嫩（韌）」。
407 元明粉	辛甘冷	怨民：「心肝冷」。
070 牡丹皮	辛甘微寒	牡丹皮—性感猥漢
174 蓖麻子	辛甘有毒	斃馬子—心肝有毒
523 蠍	辛甘有毒	蛇蠍美人—心肝有毒
047 前胡	辛甘苦寒	前夫百殮—心肝哭喊
040 防風	辛甘微溫	房事發瘋：「心肝未穩」。八擊白英，放風後香—性感微聞
154 藿香	辛甘微溫	巴擊白英放風後香—性感微聞
367 神麴	辛甘溫	去跪著殘殺淫羊—心甘穩？
228 桂枝	辛甘而溫，氣薄升浮	
517 原蠶砂	辛甘溫	
371 韭子	辛甘溫(於371韭項下)	灸止—心感溫
226 肉桂	辛甘大熱，氣厚純陽	
132 附子	辛甘有毒，大熱純陽	富家子：心肝有毒
134 白附子	辛甘有毒，大熱純陽	
辛 苦		
248 石南葉	辛苦	閩心思男，勤叫要花，哈死薑黃—心苦
114 蕘花	辛苦	

034 夏枯草	辛苦微寒,氣稟純陽	俺姑母被欺瞞白為錢一辛苦未喊
073 益母草	辛苦微寒	
031 貝母	辛苦微寒	
115 澤漆	辛苦微寒	
247 蔓荊子	辛苦微寒,輕浮升散	
027 白前	辛苦微寒	
103 知母	辛苦寒滑	知母辛苦喊阿華
163 紫花地丁	辛苦寒	地丁遇金常離麻豆一尋寒谷
089 鬱金	辛苦氣寒,純陽之品	
116 常山	辛苦寒,有毒	
109 葶藶	辛苦大寒	挺立一大喊辛苦。 比較冬天生弟弟一大喊甘苦(天門冬,參見 P.17)
038 獨活	辛苦微溫	獨自過活:「未婚辛苦」。獨我向佛一未婚辛苦
343 香櫞佛手	辛苦微溫	獨我向佛一未婚辛姑
062 茵芋	辛苦微溫,有小毒	陰雨:「辛姑慰問消毒」。
039 羌活	辛苦溫	搶貨:穩辛苦
077 延胡索	辛苦溫	嚴父鬱卒一穩辛苦
091 莪朮	辛苦溫	
153 木香	辛苦溫	提木箱一穩辛苦
021 紫菀	辛苦溫	志願當兵:穩辛苦
254 五加皮	辛苦溫	無家:「穩辛苦」。
275 沉香	辛苦溫	沈乳一穩辛苦
290 蕪荑	辛苦溫	一無所有一穩辛苦
314 青皮	辛苦而溫,色青氣烈	清晨擊破床一穩辛苦
313 陳皮	辛苦溫	
135 破故紙	辛苦大溫	

142 蛇床子	辛苦溫	
030 天南星	辛苦溫，燥毒 氣溫而燥,性緊而毒	天難行，流汗－穩辛苦
014 石菖蒲	辛苦溫，芳香而散	時常補習：「穩辛苦」；「方向→散了」。
049 荊芥	辛苦溫，芳香而散	警界：「穩辛苦」。（芳香而散）
374 薤	辛苦溫滑	謝謝你－辛苦問話
377 黑薑	辛苦大熱	炮薑無助於烏頭－新褲大了
271 吳茱萸	辛苦大熱，有小毒	
133 草烏頭	辛苦大熱	
250 郁李仁	辛苦甘	欲女人－辛苦幹
152 香附	辛苦甘平	鄉婦－辛苦敢拼
370 酒	辛苦甘淡	啖酒－辛苦肝
311 杏仁	辛苦，甘溫而利， 有小毒	紅杏瓣勾當歸－心肝苦悶
450 鹼	辛苦濇溫	
428 砒石	辛苦鹹 大熱大毒,砒霜尤烈	劈死－辛苦錢，熱賭
辛　鹹		
398 密陀僧	辛鹹小毒	蜜斯佛陀有磁力－新鮮
414 磁石	辛鹹	
267 皂角	辛鹹性燥,氣浮而散	新鮮性操，妻忽而讚
516 殭蠶	辛鹹微溫	將慘－嫌心未穩
060 威靈仙	辛鹹溫	威靈仙：「穩新鮮」。
406 朴硝、芒硝	辛鹹苦大寒	吃不消：「嫌辛苦（而）大喊」。（鹹辛苦大寒）
補　遺		
372 蔥	生辛散，熟甘溫	寵－一生心散，熟穩敢

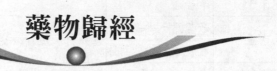

藥物歸經

✽表「心象」語句

十二經	
行十二經	✽夫子愛擠沒牛乳，靈仙相互炒綠豆，早才翹。 附子 艾葉 防己 沒藥 牛蒡子 乳香，威靈仙 香附 甘草 綠豆，大棗 柴胡 連翹。
行十二經 及入心經	乳香
行十二經 太陽經藥	防己
行十二經 入心、心包、大腸	✽連叫一包心三大膽。 連翹一入心、心包氣分、兼三焦、大腸、膽經氣分及行十二經。
行十二經 入膽經	柴胡一行十二經兼入膽經。
行十二經 及脾經血分	✽大找一皮鞋。 大棗一行十二經及脾經血分。
肝 經	
肝經	✽趄一練絕命憋久功悶死。 肝一苦楝子 決明子 鱉甲 韭 蜈蚣 礞石。
肝經氣分	✽感氣氛一壞時，杜雄天（天）罵。 肝氣分一槐實 杜仲 雄黃 天麻。
肝經血分	✽幹穴一俺住五夜花。 肝血一奄閭子 莪朮 五靈脂 夜明砂 花乳石。
肝經氣血分	✽趄去（捐）血一迷濛警界。 肝氣血一密蒙花 荊芥。

肝膽氣分	✹親屁－感蛋氣。 青皮－入肝膽氣分。
肝膽血分	✹膽敢學－暮賊清高。 膽肝血－木賊　青蒿。
肝心包	✹義母－甘心拋。 益母草－肝心包。
肝及心包	✹帶著－幹爆。 代赭石－入肝及心包。
肝脾	✹遮ㄌㄢˇ－幹屁。 澤蘭－入肝脾。
肝脾肺	✹白嫂－血必乾，肺必輕。 白芍－入肝脾血分，為肺脾行經藥。
肝胃	✹甘為－古今解三甲。 肝胃－穀精草　萆解　穿山甲。
肝肺心	✹領養－感灰心。 羚羊角－入肝肺心。
肝肺脾經	✹趕會疲－佛說天難行。 肝肺脾－佛手　天南星。
肝大腸	✹壞花－幹大場血。 槐花－入肝大腸血分。
肝腎經	✹感身－淫癢力氣乏。 肝腎－淫羊藿　荔枝核　牛膝　髮。
肝腎血分	✹趕身學－海飄厲鬼。 肝腎血分－海螵蛸　牡蠣　肉桂。
肝腎肺經	✹寄（人）籬（下）－感身非。 蒺藜子－入肝腎肺。
肝腎命門	✹想嫖－感生命沒。 桑螵蛸－入肝腎命門。

膽　經	
膽經	❋膽－煩何財。 膽－膽礬　荷葉　柴胡。
膽與心包、肝	❋兇窮－引彈氣爆幹。 芎藭－為膽引經，入心包肝氣分（引膽，氣包肝）。
心　經	
心經	❋（玉女）心經－乳香制伏青年，閨心自動安息。 乳香　遠志　茯神　黃芩　黃連，桂心　梔子　赤小豆　安息香。 ❋制止－象飛入心。 梔子－輕飄象肺，色赤入心。
心與包絡	❋心抱－單身減肥一斤。 心與包絡－丹參　鬱金（兼入肺經）。
心肝	❋心肝－珍珠。 入心肝－珍珠。
心肝血分	❋虎迫－吃心肝血。 琥珀－色赤入心肝血分。 ❋指石英－新幹線。 紫石英－入心肝血分。
心肝脾	❋當偉人－心肝疲。 當歸　蕤仁－心肝脾。
心肝包腎	❋牡丹－心肝抱身。 牡丹皮－入心肝包腎。
心胃脾經	❋白摸根－行為癖。 白茅根－入心胃脾經。
心腎大腸肝	❋龍姑－新生大肝。 龍骨－入心腎大腸肝。

藥物歸經 ❋

心腎	❈影星本身要一細心。 心經引經藥，乃足少陰腎本藥（引心，本腎藥）－細辛。	
	❈生弟－新生。 生地黃－入心腎。	
	❈售地－心神包幹。 熟地黃－入心腎包肝（手足厥陰少陰）。	
	❈乾弟－心神包肝小。 乾地黃－入心腎包肝小。	
小腸、包絡		
小腸膀胱血分	❈海－小螃蟹濕了。 海金砂－除小腸膀胱血分濕熱。	
心包命門	❈破褲子－包命門。 破故紙－入心包命門。	
包絡大腸胃脾肝	❈大王－包了大娼，未必幹誰。 大黃－入包絡大腸，脾胃及肝經血分。	
脾 經		
脾經	❈屁－眼連扁。 脾經－龍眼肉 蓮子 白扁豆。	❈屁－龍連扁，找誰氣李。 脾經－龍眼肉 蓮子 白扁豆，大棗－血分，郁李仁－氣分。
脾經氣分	❈遇女人－脾氣就淡。 郁李仁－入脾經氣分，用酒入膽。	
脾經血分	❈大找－皮鞋。 大棗－脾經血分。	
脾胃與肺大腸	❈身麻－未疲，陰莖會大長。 升麻－脾胃引經藥，亦入肺 大腸。	
脾肝	❈將黃－皮煎乾。 薑黃－入脾兼入肝。	
	❈玫瑰－皮乾。 玫瑰花－入脾肝。	

脾經血分,肝腎氣分	❋無注意—皮鞋,感生氣。 吳茱萸—入<u>脾經血分</u>,<u>肝腎氣分</u>。
脾心腎	❋一直忍—彼要見新生。 <u>益智仁</u>—本脾藥兼入<u>心腎</u>。
脾胃	❋防風—皮慰。 <u>防風</u>—入<u>脾胃</u>。
	❋劈胃—阿魏破功。 <u>脾胃</u>—<u>阿魏</u> 厚<u>朴</u> 蒲<u>公</u>英。
脾胃大腸	❋大罵—必為大娼。 <u>大麻仁</u>—<u>脾胃大腸</u>之藥。
脾肺	❋避諱—來後山。 <u>脾肺</u>—<u>萊</u>菔子 <u>藿</u>香 <u>山</u>藥。
脾肺氣分	❋臣皮—必會氣昏。 <u>陳皮</u>—入<u>脾肺氣分</u>。
脾肺血分	❋沒事掛—灰皮鞋。 <u>烏梅 柿乾 木瓜</u>—<u>脾肺血分</u>。(肺脾血)
脾肺腎	❋吾要菁英—必要勝。 <u>烏藥 金櫻子</u>—上入<u>脾肺</u>,下通<u>腎</u>。
脾肺右腎命門	❋床叫—必會有生命。 <u>川椒</u>—入<u>脾肺右腎命門</u>。
脾腎	❋師父—必勝。 <u>石斛</u>—<u>脾腎</u>。
胃　經	
胃經	人中黃—入胃。
胃肝膀胱	❋賣精子—為觀光。 <u>蔓荊子</u>—入<u>胃肝膀胱</u>。
胃脾小腸膀胱	❋白癬—未必消光。 <u>白蘚皮</u>—入<u>胃脾</u>兼入<u>小腸膀胱</u>。

胃肺肝	✽薑茶一胃會乾。 殭蠶一入胃肺肝。
胃大腸	✽為大娼一淚上牆。 胃大腸一雷丸　桑葉　薔薇根。
胃大腸與肺	✽白癬一為大娼入會，揚名字。 白芷一行胃、大腸入肺，而為陽明主藥。
	肺　經
肺經	✽惠一萍，麻煩從麻豆白借牛，更經營荳蔻浮雲妓。 肺經一浮萍，麻黃　蔥　馬兜鈴　白芥子　牽牛，粳米 金銀花　白豆蔻　浮石　雲母　白芨。
肝經血分與脾經	✽山稜一飛血濺壁。 荊三稜一入肺經血分，兼入脾經。
肺心脾胃	✽兵變一會新屁股。 冰片一先入肺，傳於心脾而透骨。
肺與大腸經	✽廢大娼一白死英，全（軍）覆（沒）。 肺與大腸經一白石英　旋覆花。
肺大腸兼肝	✽照叫一廢大娼兼幹。 皂角一入肺大腸兼肝。
肺心	✽費心一紅花（裝飾）。 入肺心一紅花。
肺心胃經	✽及格一會欣慰。 桔梗一入肺心胃。
肺胃	✽回味一辛夷同炒橄欖。 肺胃一辛夷　通草　橄欖。
肺經氣分	✽邁冬一會氣。 麥冬一入手太陰（肺）氣分。
肺（氣）與腎經	✽天凍一會氣甚。 天冬一入手太陰肺氣，下通足少陰腎。
肺腎血分	✽鴨一會生血。 鴨一入肺腎血分。

肺膀胱	※貴子—肥胖。 桂枝—入肺膀胱。
	※畫師—會光本。 滑石—入肺，為足太陽膀胱經本藥。
肺膀胱心小腸	※婦人—氣肥胖，小心吃。 茯苓—白入肺膀胱氣分，赤入心小腸氣分（氣肺膀，小心氣）。

大腸經

大腸胃小腸肺	※露乳—大娼為小費。 漏盧—入大腸胃通小腸肺。
大小腸膀胱	※瑜百批—大小旁觀。 榆白皮—入大小腸膀胱。

腎　經

腎經	※神—傷苦僧沒十元，嫌吃鹽豆胡討錢。 腎—桑椹　苦參　沒石子　元參，鹹鹵　磁石　青鹽 　黑大豆　胡桃　鉛。
腎經氣分	※獨我—甚氣。 獨活—入腎經氣分。
腎經三焦氣分	※蛇—（有）三腎氣。 蛇床子—入腎經三焦氣分。
腎經血分	※爸極從容—升學。 巴戟天　肉蓯蓉—腎經血分。
腎膀胱	※大肥豬您—身胖。 大茴　豬苓—腎膀胱。
右腎命門	※有生命一起吧。 入右腎命門—陽起石　胡蘆巴。

膀胱經

膀胱經	※膀胱—硬擠，搞弟呼洩。 膀胱—茵陳　防己，藁本　地膚子　澤瀉。
膀胱與心、大腸	※麻煩—膀胱新大瘡，回家煮藥。 麻黃—入膀胱兼入心、大腸，而乃肺家主藥。
膀胱與肝腎氣分	※搶貨—旁觀感生氣。 羌活—入膀胱與肝腎氣分。

藥物歸經 ❀

各 經	
足太陽引經藥	※黃伯－淫膀胱。 黃柏－足太陽（膀胱）引經藥。
陽明經	※陽明－藏白鑪土，以蟾蜍膏滴露。 陽明經－蒼朮　白附子　爐甘石　土茯苓，薏苡仁　蟾蜍　石膏　甜瓜蒂　露蜂房。
陽明經氣分	※羊去－食乳。 陽明經氣分－石鐘乳。
陽明經血分	※羊血－白頭馬糧。 陽明經血分－白頭翁　馬蘭　禹餘糧。
陽明經與脾經	※哥根－陽明比。 葛根－入陽明經兼入脾經。
陽明衝任之藥	※王維－陽明衝了。 王不留行　白薇－陽明衝任之藥。
陽明肺三焦	※死搞－要命會叫。 石膏－入陽明肺三焦。
三焦氣分	※夢想－三嬌妻。 木香－入三焦氣分。
手足太陰厥陰	※嚴父－太絕。 延胡索－手足太陰厥陰。
厥陰經	※皆因－骨碎傾向歇。 入厥陰經－骨碎補　青葙子　蠍。
厥陰血分	※絕學－只欠靈霄葡萄。 厥陰血分－紫草　茜草　凌霄花　蒲黃　桃仁。
足三陰	※逐山陰－兔子。 入足三陰－菟絲子。
丹田	人中白－入丹田。

人體 12 經簡圖

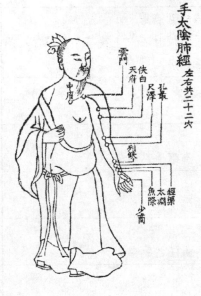

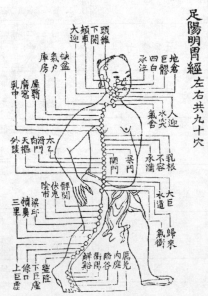

手少陽三焦經 左右共四十六穴

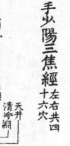
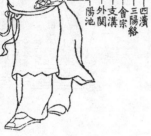

足少陽膽經 左右共八十六穴

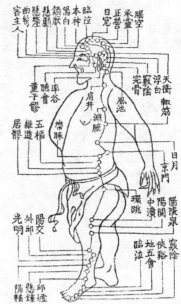

手厥陰心包經 左右共十八穴

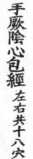
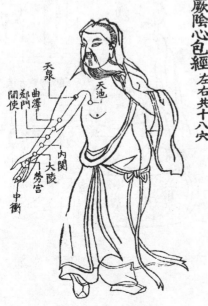

足厥陰肝經 左右共二十八穴

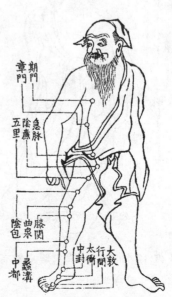

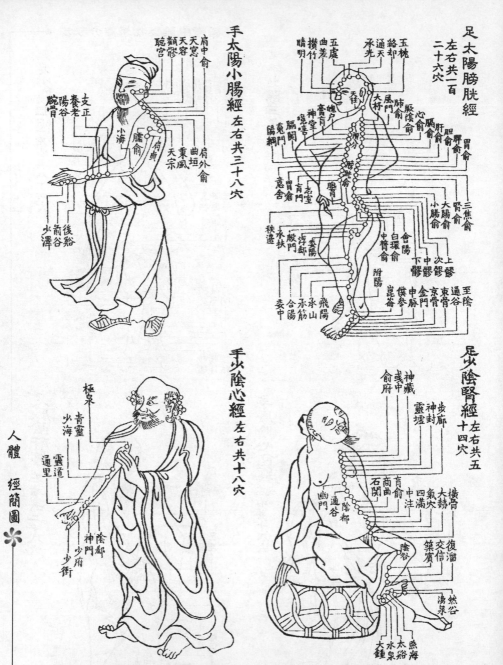

足太陽膀胱經 左右共一百二十六穴

手太陽小腸經 左右共三十八穴

足少陰腎經 左右共五十四穴

手少陰心經 左右共十八穴

人體 經簡圖 ❁

※此處12圖取自文興出版事業有限公司所發行《分經本草》(清·姚瀾,原書名《本草分經》)

藥物命名或別名

藥　名	命名或別名
黃　耆	為諸藥之長，故名耆。俗作芪。
甘　草	有國老之稱。
元　參	玄參。
蒼　朮	山精、山薑。
萎　蕤	玉竹。
黃　精	山生薑。
狗　脊	有黃毛，如狗形，故曰金毛狗脊。
旋覆花	金沸草。
紫　菀	白者名女菀。
百　部	根多成百，故名百部。
薺　苨	甜桔梗。
天南星	根形如虎掌，故一名虎掌。
天花粉	栝蔞根。
栝蔞仁	瓜蔞。
夏枯草	因冬至生、夏至枯，故名。
獨　活	有風不動，無風反搖，又名獨搖草。
天　麻	有風不動，無風反搖，一名定風草。莖名赤箭。
白頭翁	有風反靜，無風則搖，近根處有白茸。
荊　芥	假蘇。
雞　蘇	水蘇、龍腦薄荷。
蒼耳子	〈詩〉卷耳、菉耳。

豨薟草	江東人呼豬為豨，其草似豬薟臭，故名。
當　歸	使血氣各有所歸故名。
苦　參	子名鴉膽子。
芎　藭	蜀產為一川芎。 秦產為一西芎。 江南為一撫芎。
何首烏	有赤白二種，夜則藤交，故一名交藤。 強筋骨，烏髭髮，故名首烏。
續　斷	主金瘡折跌，以功命名。
骨碎補	治折傷，以功命名。
益母草	茺蔚。
澤　蘭	吳人呼為香草，俗名孩兒菊。
紅　花	古名紅藍花。
凌霄花	紫葳。
三　七	山漆。
卷　柏	生石上，掌攣如雞足，俗呼萬年松。
薔薇根	子名營實。
大　黃	有將軍之號。
胡黃連	性味功用同黃連，故名。
青　黛	靛花。
牽　牛	黑者名黑丑。
澤　漆	葉圓黃綠頗類貓眼故名一貓兒眼睛草。
常　山	莖葉名蜀漆。
木　通	通草。
通　草	通脫木。
瞿　麥	洛陽花。
扁　蓄	扁竹。

天仙藤	青木香藤。
石　韋	生在古瓦上者名瓦韋。
附　子	母為烏頭，附生者為附子，連生者為側子，細長者為天雄，兩岐者為烏喙。
草烏頭	野生狀類川烏，亦名烏喙。熬膏名射罔。
破故紙	補骨脂。
肉蓯蓉	時珍曰：補而不峻，故有蓯蓉之號。
淫羊藿	仙靈脾。北部有羊，一日百合，食此藿所致，故名。
覆盆子	寇氏曰：服之當覆其溺器，故名。狀如覆盆，故名。
砂　仁	縮砂密。
肉豆蔻	肉果。
草豆蔻	閩產為草蔻。 滇廣產名草果。
香　附	莎草根。
木　香	青木香。
茴　香	古作懷香。大如麥粒，輕而細稜者名大茴，出寧夏。 他處小者名一小茴。 自番舶來，實八瓣者名八角茴香。
良　薑	子名紅豆蔻。
煙　草	相思草。
金銀花	經冬不凋，一名忍冬，又名左纏藤。
蒲公英	黃花地丁。
杜牛膝	天精、地菘。
鶴　蝨	沈存中筆記云：是杜牛膝子。
牛蒡子	鼠粘子、惡實。
射　干	扁竹花根也。一名烏扇、烏翼。
續隨子	千金子。

馬藺子	蠡實。
王　瓜	土瓜根。
土茯苓	大如鴨子，連綴而生，俗名冷飯團。
旱蓮草	鱧腸、金陵草。
青葙子	草決明。
決明子	治一切目疾，故有決明之名。 狀如馬蹄，俗呼馬蹄決明。
西洋參	出大西洋佛蘭西，一名佛蘭參。
太子參	出金陵朱太祖墳，故名。
土人參	俗名粉沙參。
冬蟲夏草	冬在土中形似老蠶，有毛能動，至夏則毛出土上，連身俱化為草，若不取，至冬則復化為蟲，故名。
草棉花子	棉花。
百腳草	鳳尾草。形如雞腳，又名雞腳草。
地　錦	血見愁。
茯　神	茯神心木名黃松節。
枸杞子	根名地骨皮。 葉名天精草。
女貞子	又名冬青。
豬　苓	多生楓樹下，塊如豬屎，故名。
槐　實	槐角。
苦楝子	金鈴子。
辛　夷	木筆花
訶　子	從番舶來者名訶黎勒。
蕤　仁	白桵。
密蒙花	其花密繁蒙茸，故名。
降真香	焚之能降諸真氣，故名。紫藤香、雞骨香。

藥物命名或別名

川　椒	秦產名秦椒，俗名花椒。 蜀產肉厚皮皺為川椒。 子名椒目。
乳　香	薰陸香。
楓脂香	白膠香。
冰　片	龍腦香。
衛　矛	鬼箭羽。
巴　豆	剛子。 去油者名－巴豆霜。
荆　瀝	牡荆，俗名黃荆。
雷　丸	竹之餘氣得霹靂而生，故名。
赤檉柳	西河柳。
伽南香	琪南香。
安息香	安息諸邪，故名或云出安息國。
南　燭	南天燭。
陳　皮	去白名橘紅。
山　查	棠毬子。
白　果	銀杏。
枳椇子	木蜜。俗名雞距。以實拳曲如雞距，蜀呼為棘枸。
龍眼肉	益智。
落花生	藤生花落地而結實，故名。
蓮　子	黑而沈水者為石蓮。
芡　實	雞頭子。
荸　薺	烏芺、烏芋、地粟。
菱	俗名菱角。
西　瓜	天生白虎湯。
香　欒	香圓。

胖大海	大洞子、安南子。
黑大豆	小者名馬料豆。
胡　麻	脂麻。一名巨勝子。粟色者名鷩蝨、胡麻。
大麻仁	即作布之麻，俗作火麻。
御米殼	罌粟殼、麗春花。
醋	苦酒。
韭	土鐘乳。
蔥	諸物皆宜，故曰菜伯，又曰和事草。
大　蒜	葫。
薤	晶子。
乾薑、黑薑	母薑曬乾者為乾薑。 泡黑為黑薑。
山　藥	薯蕷。
萊菔	蘿蔔。
蔓菁子	蕪菁。
蕓苔	油菜。
馬齒莧	九頭獅子草。
冬　瓜	白瓜。
絲　瓜	藤及根中白汁，名天羅水。
飯鍋焦滯	黃金粉。
鉛　丹	黃丹，亦名胡粉、錫粉。
鐵	煅時砧上打落者名鐵落。 如塵飛起者名鐵精。 器物生衣者名鐵鏽。 鹽醋浸出者名鐵華。
石　膏	寒水石。
浮　石	海石。

朴　硝	硝生於鹵地，刮取煎煉，在底者為朴硝。 在上有芒者為芒硝。 有牙者為馬牙硝。 置風日中消盡水氣，輕白如粉為風化硝。
砒　石	錫之苗也。生者名砒黃。 　　　　　　錬者名砒霜。出信州，故名信石。
銅　綠	銅青。
膽礬	石膽。
皂礬	綠礬。
青　鹽	戎鹽。
甘瀾水	勞水。
陰陽水	生熟水。
雞肫皮	雞內金、膍胵。
夜明砂	天鼠矢，蝙蝠矢。
兔　矢	明月砂。
雀　糞	白丁香。
鴿	一名鵓鴿，鴿屎名左盤龍。
原蠶砂	晚蠶矢。
五靈脂	北地鳥名，寒號蟲矢。
白頸蚯蚓	乃老蚯蚓。蚯蚓又名地龍。 蚯蚓泥即蚯蚓屎。
鹿	斑龍。
牛　黃	牛有黃必多吼喚，以盆水承之伺其吐出。 迫喝即墜水名生黃。 殺死角中得者為角黃。 心中者為心黃。 肝膽中者名肝膽黃。

鱧魚膽	烏魚，即七星魚。
海狗腎	膃肭臍。
穿山甲	鮫鯉。
海螵蛸	烏賊骨。
桑螵蛸	螳螂卵。
瓦楞子	蚶殼。
蜂　蜜	石蜜。
蟾　蜍	癩蝦蟆。
五穀蟲	糞蛆。
髮	血餘。
紫河車	胞衣、混沌皮。
童　便	還原水。 飲自己溺，名輪迴酒。
糞　清	金汁。
無名異	小黑石子。
牛皮膠	黃明膠。

特殊藥效

癰瘡腫毒

黃　耆：瘡癰聖藥，補藥之長。
柴　胡：散十二經瘡疽，血凝氣聚，功同連翹。
連　翹：十二經瘡家聖藥。
荊　芥：風病、血病、瘡家聖藥。
三　七：金瘡、杖瘡要藥。
蒲公英：專治乳癰疔毒，亦為通淋妙品，治膈噎如神。
芙蓉花：一切癰疽腫毒有殊功。
肥皂莢：療無名腫毒有奇功。
天蘿水：治肺癰、肺痿神效。（絲瓜藤及根中白汁）
石　膏：發斑、發疹之要品。
梅　花：解胎毒、痘毒要藥。
穿山甲：風瘧、瘡科須為要藥。
芭蕉根：一切腫毒火症。
櫻桃核：透發疹痘，得春氣最早。
蘘　苕：搗貼丹毒，隨手即消。
蟾　蜍：疳病癰疽諸瘡要藥。
皂　刺：能直達患處，潰散癰疽。
白　斂：斂瘡方多用之，搽凍耳。
凌霄花：肺癰有用之，為君藥者。

氣

香　附：氣病之總司，女科之仙藥
檀　香：理氣要藥。
檳　榔：瀉胸中至高之氣，使之下行。
枳　實 ⎫
枳　殼 ⎭：瀉破氣行痰。
牛蒡子：利腰膝凝滯之氣。
烏　藥：一切之病屬氣者。
胡　荽 ⎫
蘇合香 ⎭：辟一切不正之氣。
陳　皮：同補瀉升降藥，則補瀉升降。
木　香：與補、瀉藥為佐，則補瀉
枳　殼：瀉肺走大腸，多損胸中之氣。

血

血　竭：和血之聖藥。
人　參：大補肺中元氣，治一切血證。
當　歸：為血中氣藥。
川　芎：為血中氣藥。

薑　黃：理血中之氣。（入脾）

三　稜：破血中之氣。

莪　朮：破氣中之血。（肝）

延胡索：治血利氣第一藥。

牡丹皮：吐衄必用之藥。

鬱　金：入心，專治血。

梔　子：最清胃脘血。

青　蒿：獨宜血虛有熱人。

地　錦：一切血瘀血滯之病。

仙鶴草：治勞傷吐血有神功。

地　榆：古方斷下多用之。

百草霜：止血消積，治諸血病。

蒲　黃：炒黑性濇，止一切血崩洩
　　　　精。

　藕　：治吐衄、淋瀝一切血症。

花乳石：入肝經血分，化瘀血為水

荷　葉：散瘀血留好血，治吐衄、
　　　　崩淋、產瘀、損傷、一切
　　　　血症。

　韭　：吐衄、損傷、一切血病。

　漆　：專功行血殺蟲。

外科

續　斷：女科外科用為上劑。

白　蠟：續筋接骨外科要藥。

楓脂香：外科要藥。

鉛　丹：熬膏必用之藥。

木鱉子：專入外科。

嗽

款冬花：治嗽要藥，及溫肺理嗽之
　　　　最。

栝蔞仁：治嗽要藥，消渴聖藥。

五味子：火熱嗽必用之藥。

冬蟲夏草：己勞嗽。

婦科

丹　參：女科要藥，功兼四物。

續　斷：女科外科用為上劑。

香　附：氣病之總司，女科之仙藥

澤　蘭：婦人要藥。

益母草：經產良藥。

熟地黃：胎產百病，補血之上劑。

艾　葉：治帶要藥。

紫石英：暖子宮要藥。

當　歸：治婦人一切血症。

芎　藭：治男女一切血症。

白朮
黃芩 ｝：安胎聖藥。

白　芍：婦人胎產一切血症。

凌霄花：風熱生風之症，女科多用

雄　黃：孕婦佩之，轉女成男。

兒科

胡黃連：小兒驚疳良藥。

使君子：小兒諸病要藥。

牛　黃：小兒百病。
梅　露：小兒未出痘，服之最宜。
蟾　蜍：小兒勞嗽，疳疾。
密蒙花：小兒疳氣攻眼。
五穀蟲：小兒疳積疳瘡。

肺

麻　黃：肺家主藥。
白豆蔻：肺家本藥。
天蘿水：治肺癰、肺痿神效。
連翹仁：專瀉肺火。
五味子：專收斂肺氣。
沙　參：專補肺氣。
白　芨：肺損者，復生之。
桔　梗：補內漏，治肺癰。
巴旦杏仁：功專潤肺。
珠兒參：肺熱者宜之。
桔　梗：補內漏，瀉肺癰。
柿　霜：清上焦心肺之熱。

虛勞

紫　苑：專治血痰，為血勞聖藥。
橘　絡：為嗽血虛勞要藥。
雞血藤：治男女乾血勞，一切虛損
　　　　勞傷，吐血、咯血、欬血，
　　　　諸病要藥。
雞　露：五損虛勞神藥。
鴨　：白毛烏骨者為虛勞聖藥。

紫河車：大補氣血，治一切虛勞損
　　　　極。
燕　窩：調理虛勞之聖藥。
鹿　茸：治一切虛勞損傷，脈沈細
　　　　、相火衰。
何首烏：滋補良藥（功在地黃、天
　　　　冬之上），令人有子，瘧疾
　　　　要藥。
西洋參：虛而有火者相宜。
太子參：補性不下人參。
黨　參：中氣虛微，用之調補甚為
　　　　平妥。

痰

半　夏：濕痰主藥。
天南星：風痰主藥。
貝　母：燥痰主藥。
荊　瀝：去風化痰妙藥。
礞　石：治驚利痰之聖藥。
枳　實：瀉痰有衝牆倒壁之功。
萊菔子：治痰有衝牆倒壁之功。
竹　瀝：痰在經絡四肢、皮裡膜外
　　　　者，非此不能達。
白芥子：散皮裡膜外痰氣。病在脅
　　　　下及皮裡膜外者。
射　干：行太陰、厥陰之積痰。
杜牛膝：吐瘰痰。**比較**常山：吐瘰痰
烏附尖：吐風痰。

砒　石：療風痰在胸膈，絕瘧除哮
僵　蠶：散相火逆結之痰。

濕

防　風：去風勝濕之要藥。
薏苡仁：去濕要藥。
滑　石：瀉熱除濕之要劑。
海金沙：除小腸、膀胱血分濕熱。
浮　萍：治一切風濕癱瘓。

水

防　己：風水之要藥。
甘　遂：下水聖藥，主十二種水。
菀　花：行水捷藥。
澤　瀉：功專利濕行水、有聰耳明
　　　　目之功。
茯苓皮：專能行水。
椒　目：專行水道、不行穀道，能
　　　　治水蠱。
楮　皮：善行水。
白茅根：消水行水良藥。
葶　藶：肺中水氣賁急者，非此不
　　　　能除。
芫　花：療五水在五臟。
烏桕木：利水通腸，功勝大戟。
大　戟：瀉臟腑水濕，主十二種水

淋

瞿　麥：治淋要藥。產後淋當去血
　　　　，蒲黃、瞿麥為要藥。
蒲公英：通淋妙品。
牛　膝：引諸疾下行。淋症要藥。
　　　　杜牛膝亦可。

痢

黃　連：治痢要藥。
赤石脂：久痢泄澼要藥。
葛　根：脾胃虛弱泄瀉之聖藥。
陰陽水：治霍亂吐瀉有神功。
香　薷：清暑之主藥。
蜂　蜜：解毒潤腸，最治痢疾。
阿　膠：傷寒伏熱成痢者必用。
石蓮子：專治口痢、淋濁諸症。
蘆　稷：治霍亂吐瀉有神功。

目

爐甘石：目疾要藥。
龍膽草：柴胡為主，龍膽為使，目
　　　　疾要藥。
羌　活：目赤要藥，卻亂反正之主
　　　　藥。
蔓菁子：古方用目治最多。

風

天　雄：風家主藥。
竹　瀝：中風要藥。
蠍　　：治風要藥。
荊　芥：風病血病瘡家聖藥。
阿　膠：治一切風病；補血與液，
　　　　為肺大腸要藥；傷寒伏熱
　　　　成痢必用之。
石南葉：治腎虛腳弱風痹要藥。
白鮮皮：諸黃風痹之要藥。
藜　蘆：風癲症多用之。
絡石藤：治一切風。
麝　香：卒中、諸風、諸氣、諸病
　　　　、諸血。
輕　粉：善入經絡，瘰癧藥多用。

瘧

鱉　甲：治瘧要藥。
何首烏：瘧疾要藥。令人有子，滋
　　　　補良藥。
金雞勒：截瘧神效。
常　山：專治諸瘧。
穿山甲：風瘧、瘡科須為要藥。
青　皮：瘧家必用之品（入肝散邪
　　　　、入脾除痰）。

膈噎

代赭石：治膈噎甚效。
蒲公英：治膈噎如神。
燕　腳：治噎膈甚效。
硇　砂：噎膈、癥瘕、肉積殊功。
荸　薺：除胸中熱、五種噎膈、血
　　　　證、蠱毒。

陽明面

白　芷：陽明主藥。
土茯苓：楊梅毒主藥，陽明主藥。
白附子：治面上百病。
麥　冬：實為足陽明胃經之正藥。

痿

蒼　朮：治痿要藥。
二妙散（蒼朮、黃柏）：治痿要藥。

陰

側柏葉：補陰要藥。
附　子：陰證要藥。
秋　石：滋陰降火之聖藥。

痛

木　香：一切氣痛、九種心痛。
伽南香：治一切心痛、胃痛。
皂　莢：煎膏貼、一切痹痛。

頭痛

白　芷：治陽明頭目昏痛、眉稜骨
　　　　痛、牙痛、鼻淵。
藁　茇：辛散陽明浮熱，治頭痛、
　　　　牙痛、鼻淵。
葛　根：治陽明頭痛。
石　膏：治陽明頭痛。
細　辛：專治少陰頭痛。
獨　活：治少陰頭痛，頭暈目眩，
　　　　宜與細辛同用。
吳茱萸：治厥陰頭痛（仲景用吳茱
　　　　萸湯）。
芎　藭：治風濕在頭，血虛頭痛。
藁　本：頭痛連腦者必用之。

其他

甘　草：能協和諸藥，解百藥毒，
　　　　有國老之稱。
萎　蕤：用代參者，不寒不燥，大
　　　　有殊功。
威靈仙：積苦不痊者，服之有捷效。
　　　　善治痛風，用為要藥。
桔　梗：為諸藥舟楫，載之上浮。
巴　豆：去臟腑沈寒，最為斬關奪
　　　　門之將。
石硫黃：命欲垂盡者，用之，亦救
　　　　危妙藥也。

人　參
黃　耆 ⎬：瀉火之聖藥。
甘　草

石菖蒲：心脾良藥。
柏子仁：燥脾藥中兼用最良。
石　斛：養胃聖藥。
蘭　草：消渴良藥。

薔薇根
青　蒿 ⎬：口瘡之神藥。

茵　陳：治黃疸之君藥。
射　干：治喉痺咽痛為要藥。
苦楝子：疝氣要藥。
生　薑：嘔家聖藥。
獺　肝：治傳尸鬼疰有神功。
五倍子：止盜汗如神。
梧桐淚：口齒家多用為要藥。
白扁豆：專治中宮之病。
雷　丸：功專消積殺蟲。
大楓子：殺蟲劫毒之功。
覆盆子：強腎無燥熱之偏，固精無
　　　　凝澀之害，金玉良品。
砂　仁：腎虛氣不歸原，用之為嚮
　　　　導，殆勝桂附熱藥之害。

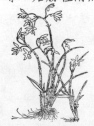

石　斛

藥物之特殊比較

1. 黃耆：
   生用－固表。
   炙用－補中。
2. 甘草：
   生用－氣平，補脾胃不足，瀉心火。
   炙用－氣溫，補三焦元氣，散表寒。
3. 人參與人參蘆：
   人參－入手太陰，補陽中之陰。
   人參蘆－反能瀉太陰之陽，亦猶麻黃根、苗不同。
4. 沙參分南北兩種：
   北者良，南者功用相同而力稍緩。
5. 人參、沙參療效之別：
   人參－補五臟之陽。
   沙參－補五臟之陰，肺熱者用之，以代人參。
6. 白朮、蒼朮主治略同，但有止汗－白朮、發汗－蒼朮之異。
   古方本草不分蒼、白。陶宏景言有兩種，始各施用。
7. 萎蕤似黃精，而差小，黃白多鬚。二藥功用相近，而萎蕤更勝。
   二藥用以調脾肺最為合宜，皆潤不助濕，燥不礙肺。
8. 牛膝：
   酒蒸－益肝腎，強筋骨。
   生用－散惡血，破癥結。
9. 甘菊花：
   真菊－延齡。野菊－瀉人。花小味苦者名苦薏，非真菊。
   黃者－入陰分。白者－入陽分。紫者－入血分。

10. 五味子：

　　北產－紫黑者良。

　　南產－色紅而枯，風寒在肺者宜。

11. 天門冬、麥門冬療效之別：

　　天冬－滋陰助元，消腎痰。

　　麥冬－清心降火，止上咳。

12. 百部亦天冬之類，故皆治肺而殺蟲，其區別為：

　　天冬－性寒，熱嗽宜之。

　　百部－性溫，寒嗽宜之。

13. 薺苨（甜桔梗）：

　　似人參－而體虛無心。

　　似桔梗－而味甘不苦。奸賈多用以亂人參。

14. 白前與白薇：

　　白前－似牛膝粗長，堅直易斷者。

　　白薇－短小柔軟能彎者。

15. 天南星與半夏皆燥而毒，故墮胎：

　　半夏－辛而能守。

　　南星－辛而不守。

16. 半夏、貝母治痰之別：

　　半夏－溫燥，主脾家濕痰。

　　貝母－寒潤，主肺家燥痰。

17. 南星、貝母、半夏治痰之區別：

　　南星－治風痰主藥。

　　貝母－治燥痰主藥。

　　半夏－治濕痰主藥。

18. 川貝母、象貝母、土貝母主治之別：

　　象貝母－治時感風寒。

　　土貝母－治外科痰毒。

藥物之特殊比較

川貝母－治燥痰主藥。

19. 獨活、羌活形態之別：

獨活－色黃，節疏，形虛大，有白如鬼眼。

羌活－色紫，節密，氣猛烈。

20. 荊芥與防風，其區別為：

荊芥－風在皮裏膜外。

防風－能入骨肉也。

21. 柴胡、升麻皆輕宣升陽，其分別為：

升麻－引陽明清氣上行。

柴胡－引少陽清氣上行。

22. 柴胡散十二經瘡疽，血凝氣聚，功同連翹，其少異為：

連翹－治血熱。

柴胡－治氣熱。

23. 前胡、柴胡均是風藥，其不同為：

柴胡－性升。

前胡－性降。肝膽經風痰非前胡不能除。

24. 麻黃、葛根二藥皆輕揚發散，而所入不同：

麻黃－太陽經藥，兼入肺裡，肺主皮毛。

葛根－陽明經藥，兼入脾經，脾主肌肉。

25. 白芍、赤芍各隨花色，其功用之不同：

白芍－補而收，白益脾，能於土中瀉木。

赤芍－瀉而散，赤散邪，能行血中之滯。

26. 地黃、首烏：

地黃－功重補腎，故並以治風濕。

首烏－功兼滋肝。

27. 蘭草、澤蘭，一類二種，俱生下濕：

　　┌蘭草－莖圓、節長，葉光有歧者。
　　└澤蘭－莖微方、節短，葉有毛者。

┌蘭草─走氣分，故能利水道，除痰癖，殺蟲辟惡，而為消渴良藥。
└澤蘭─走血分，故能消水腫，塗癰毒，破瘀除癥，而為婦人要藥。

28. 紅花用量：

少用─養血。

多則─行血。

過用─能使血行不止而斃。

29. 蒲黃：

生用─性滑。

炒黑─性澀。

30. 卷柏：

生用─辛平、破血。

炙用─辛溫、止血。

31. 薑黃、鬱金、莪朮形狀功用大略相近，但：

鬱金─苦寒色赤，入心，專治血。

薑黃─辛溫色黃，入脾，兼治血中之氣。

莪朮─味苦色青，入肝，治氣中之血。

32. 黃芩：

中虛─一名枯芩，即片芩。瀉肺火，清肌表之熱。

內實─一名條芩，即子芩。瀉大腸火，補膀胱水。

33. 柴胡與黃芩皆能退熱，但柴胡不及黃芩，因為：

柴胡─乃苦以發之，散火之標。

黃芩─乃寒能勝熱，折火之本。

34. 治血：

防風─為上部之使。

黃連─為中部之使。

地榆─為下部之使。

35. 知母、黃柏：（二藥相須而行）

知母─入肺腎二經氣分。清肺滋腎水之化源。

藥物之特殊比較

黃柏—入肺腎二經血分。治命門膀胱，陰中之火。

36. 牡丹皮、地骨皮、知母同能治骨蒸，其分別為：(張元素曰)

地骨皮—瀉腎火，治有汗之骨蒸。

牡丹皮—瀉包絡火，總治熱在外，無汗之骨蒸。

知母—瀉腎火，治熱在內，有汗之骨蒸。

37. 防己、木通皆通可去滯，其區別為：

防己—苦寒，瀉血分濕熱。

木通—甘淡，瀉氣分濕熱。

38. 大黃、葶藶皆瀉可去閉，然：

大黃—泄陰分血閉。

葶藶—泄陽分氣閉。葶藶氣味俱厚，不減大黃。

39. 大戟、甘遂、白芥子：

大戟—能泄臟腑水濕。

甘遂—能行經絡水濕。

白芥子—能散皮裏膜外痰氣，惟善用者能收奇功也。

40. 吐痰涎：

常山—吐瘧痰。

瓜蒂—吐熱痰。

藜蘆—吐風痰。

烏附尖—吐濕痰。

萊菔子—吐氣痰。

41. 木通、澤瀉利水雖同，所用各別：

君火—宜木通。

相火—宜澤瀉。

42. 附子：五物同出異名。

母為烏頭。

附生為附子。

連生為側子。

細長為天雄。

兩歧為烏喙。

43. 蒺藜子：

沙苑蒺藜—綠色似腎（故補腎），炒用（亦可代茶）。宜補腎。

刺蒺藜—三角有刺，去刺酒拌蒸，餘功略同。風家宜。

44. 蓖麻子：

鵜鶘油—能引藥氣入內。

蓖麻油—能拔病氣出外，諸膏多用。

45. 茯苓有赤白兩種，其異同為：

白茯苓—入肺膀胱氣分，補心脾，白勝。

赤茯苓—入心小腸氣分，利濕熱，赤勝。

46. 茯苓、茯神、黃松節之異同：

茯苓—松根靈氣結成，入脾腎之用多。

茯神—茯苓抱根生者，入心之用多。

黃松節—為茯神心木，療諸筋攣縮，偏風喎邪，心掣健忘。

47. 肉桂、桂心、桂枝之異同：

肉桂—色紫肉厚，味辛甘者，入肝腎命門（下行補腎）。

桂心—去裏外皮，當中心者，入心（補陽、活血）。

桂枝—枝上嫩皮，入膀胱及手足（上行而解表）。

48. 枸杞：

子—枸杞子。

根—地骨皮。

葉—天精草。

49. 地骨皮、牡丹皮、知母瀉火除蒸之別：（李東垣曰）

地骨皮—瀉腎火

牡丹皮—瀉包絡火　　總治熱在外，無汗而骨蒸。

知母–瀉腎火　　　　治熱在內，有汗而骨蒸。

50. 別錄言厚朴溫中益氣，消痰下氣，果泄氣乎？益氣乎？

藥物之特殊比較

厚朴與枳實、大黃同用－則瀉實滿，所謂消痰下氣是也。

厚朴與橘皮、蒼朮同用－則除濕滿，所謂溫中益氣是也。

51. 沒藥治同乳香，其差異為：

乳香－活血
沒藥－散血 } 皆能消腫止痛生肌，故每兼用。

52. 血竭、乳香、沒藥皆木脂，並治血，惟所入稍異：

血竭－單入血分。

乳香、沒藥－兼入氣分。

53. 大黃、巴豆同為峻下之劑，但

大黃－性寒，腑病多熱者宜之。 有仲景治傷寒傳裏多熱者，多用大黃。

巴豆－性熱，臟病多寒者宜之。 故東垣治五積屬臟者，多用巴豆。與大黃
　　　同服反不瀉人。

54. 竹瀝、荊瀝效用之別：

竹瀝－熱多用竹瀝，虛痰宜之。(中風要藥)

荊瀝－寒多用荊瀝，實痰宜之。(去風化痰妙藥)

55. 杏仁、桃仁俱治大便秘，其分別為：

杏仁－下喘，治氣；通大腸氣秘。

桃仁－療狂，治血；通大腸血秘。

56. 陳皮、青皮之異：

陳皮－升浮入脾肺，治高。

青皮－沈降入肝膽，治低。

57. 柴胡與青皮：

柴胡－疏上焦肝氣。

青皮－平下焦肝氣。

58. 山查、麥芽消積之異：

山查－消油膩腥羶之積。

麥芽－消一切米麵穀果積。

59. 人參、山查：

凡服人參，不相宜者，服山查即解。一補氣，一破氣也。

60.梨生熟之異：

生者一清六腑之熱，實火宜之。

熟者一滋五臟之陰，虛火宜之。

61.葛根、枳椇同能解酒，其不同為：

葛根解酒而發散，不如枳椇。

62.李惟熙云菱、芡生性之異：

菱一寒，菱花背日。

芡一暖，芡花向日。

63.消積用藥之別：

麴糵一則能消化米穀。

傷肉食一則非砂仁、阿魏不能治。

傷魚蟹一須用橘葉、紫蘇、生薑。

傷菜果一須用丁香、桂心。

傷水飲一須用牽牛、芫花。

病久積成痕癥者一須用三稜、鱉甲。

寒冷成積者：$\begin{cases}輕—則附子、厚朴。\\ 重—則礜石、硫黃。\end{cases}$

瘀血積塊者：則用大黃、桃仁之類。

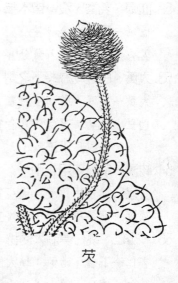

芡

64.三子養親湯（萊菔子、白芥子、紫蘇子）：

萊菔子一主食，開痞降氣。

白芥子一主痰，下氣寬中。

紫蘇子一主氣，定喘止嗽。

65.斑蝥、芫青、葛上亭長、地膽四蟲，形色不同，功略相近

斑蝥一夏生，食荳花，斑色。

芫青一食芫花，青綠色尤毒。

亭長一春生，食葛花，黑身赤頭。

地膽一秋生冬入地，黑頭赤尾。

66.冰片、牛黃、麝香皆善通竅而治風，其異同為：

冰片—入腎治骨，風病在骨髓者。

麝香—入脾治肉，風病在骨髓者。

牛黃—入肝治筋，中臟者。

67.龜板、鱉甲陰性雖同，所用略別：

龜—色黑，故通心入腎而滋陰。

鱉—色青，故走肝益腎而退熱。

68.十劑曰：

補可去弱，人參、羊肉之屬是也。

人參—補氣。

羊肉—補形。

濕可去枯，白石英、紫石英之屬是也。

69.硫黃、大黃：

硫黃—陽精極熱 ⎤ 並號

大黃—極寒 ⎦ 將軍

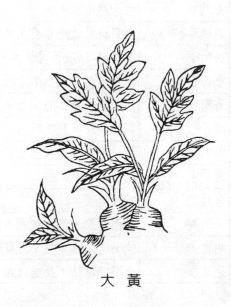

大 黃

相近之功能主治

昆布 海帶	昆布：少滑性雄 海帶：下水消瘦 } 功同海藻。
柴胡	散十二經瘡疽，血凝氣聚，功同連翹。 （連翹治血熱，柴胡治氣熱為稍異）。
薑黃	理血中之氣，下氣破血，除風消腫，功力烈於鬱金。
荊三稜	消腫止痛，通乳墮胎，功近香附而力峻。
龍膽草	兼入膀胱腎經，除下焦濕熱，與防己同功。
商陸	沉陰下行，與大戟、甘遂同功。
車前子	滲膀胱濕熱，利小便而不走氣，與茯苓同功。
蓖麻子	氣味頗近巴豆，內服不可輕率。
王瓜	主治略似栝蔞。
穀精草	明目退翳之功在菊花之上。
決明子	日華曰：『明目甚于黑豆，作枕，治頭風。』
霍山石斛	解暑、養胃、生津止渴、清虛熱，功過金釵石斛。
馬蘭	與澤蘭同功，能涼血。
豬苓	開腠發汗，利便行水，與茯苓同功而不補。
山茶花	用紅者為末，入童便薑汁酒調服，可代鬱金。
烏桕木	功勝大戟。
皂角刺	功同皂莢。
天竹黃	功同竹瀝，而性和緩，無寒滑之患。
胡桃皮	味澀，斂肺定喘，固腎澀精，若用之當，勝金櫻、蓮鬚。
蓮蕊鬚	止夢泄遺精，吐崩諸血，略與蓮子同功。

藕	藕節功用相同。
南棗	補中益氣，潤心肺，調榮衛，補血生津，功十倍大棗。
香櫞佛手	花同功，性緩。
化州橘紅	理氣化痰，功力十倍。
金柑皮	理氣化痰，平肝，功同橘皮。
麥麩	功同浮小麥。（止虛汗盜汗、勞熱骨蒸）。
刀豆	溫中止呃，勝於柿蒂。
芥菜子	豁痰利氣，主治略同白芥子。
蕓薹子	子與葉同功，治難產。
銀	功用略同金。
皂礬	燥濕化痰，解毒殺蟲之功，與白礬同，而力差緩。 主治略同白礬，利小便，消食積，散喉痺。
象膽	與熊膽同功（亦能辟塵）。
烏梢蛇	功用同白花蛇，而性善無毒。
海狗腎	治虛損勞傷，陰痿精冷，功近蓯蓉、瑣陽。
蛤蚧	時珍曰：『補肺止渴，功同人參；益氣扶羸，功同羊肉。』
蛤粉	與牡蠣同功。
蜂蜜	甘緩可以和平，故能調營衛，通三焦，除眾病，和百藥，與甘草同功。
海龍	功同海馬，而力倍之。
糞清	主治略同人中黃。
木賊與麻黃	同形性，能發汗解肌，升散火鬱風濕。
胡黃連	其性味、功用、畏惡，同黃連。
續隨子 大戟 澤漆 甘遂	莖葉相似，主療亦相似，長於利水。

太子參	形細如參條，而補性不下人參，氣味功用，均同人參。
附子	烏頭功同附子，而稍緩。 附子：性重峻，溫脾逐寒─寒疾宜附子。 烏頭：性輕，溫脾逐風─風疾宜烏頭。
東洋參	主治與遼參相似，功用亦相近，但力薄耳。
烏木	利水通腸，功勝大戟。
黃明膠(牛皮膠)	功與阿膠相近，亦可代用。
新絳	止血行血。大紅帽幃也，或用紅綢綾代，皆備以入血之功。
麋茸、麋角	功用與鹿相做，而溫性差減。
枳實、枳殼	其功皆能破氣 { 枳實：利胸膈，枳實力猛。 枳殼：寬腸胃，枳殼力緩，為少異。
范志建麴	氣味主治均同六麴，而功倍之。
夜明砂	同鱉甲，燒煙辟蚊。
茯神	主治略同茯苓。
白芍	赤白芍主治略同 { 白芍：白補而收，白益脾，能於土中求水。 赤芍：赤瀉而散，赤散邪，能行血中之滯。
龍齒	治大人痙癲狂熱，小兒五驚十二癎，治同龍骨。
蕘花	主治略同芫花。
大腹皮	子似檳榔，故與檳榔同功。
葳蕤（玉竹）	似黃精而差小，二藥功用相近，而玉竹更勝。 玉竹、黃精─用以調脾肺最為合宜。

相近之功能主治

70

藥物之功能主治

〈藥物前之編號，請參閱書末附錄《本草備要》藥物次序表〉

001 黃耆

功能：(1)生用固表，無汗能發，有汗能止。

(2)溫分肉，實腠理，瀉陰火，解肌熱。

(3)炙用，補中益元氣，溫三焦，壯脾胃。

(4)生血生肌，排膿內託，瘡癰聖藥。

主治：痘症不起，陽虛無熱者宜之。

002 甘草

功能：(1)生用氣平，補脾胃不足，而瀉心火。

(2)炙用氣溫，補三焦元氣，而散表寒。

(3)入和劑則補益；入汗劑則解肌；入涼劑則瀉邪熱；入峻劑則緩正氣；入潤劑則養陰血。

(4)協和諸藥，使之不爭，生肌止痛，通行十二經，解百藥毒，故有國老之稱。

(5)「達莖中腎莖用梢」：梢止莖中痛，淋濁證用之。

003 人參

功能：(1)大補肺中元氣，瀉火，益土（健脾），生金（補肺）。

(2)明目、開心、益智、添精神、定驚悸，除煩渴。

(3)通血脈，破堅積，消痰水。

主治：(1)治虛勞內傷，發熱自汗，多夢紛紜。

(2)嘔噦反胃，虛欬喘促，瘧痢滑瀉。

(3)淋瀝脹滿，中暑中風，及一切血證。

004 沙參

主治：久嗽肺痿，金受火剋者宜之。

005 丹參

功能：(1)破宿血，生新血，安生胎，墮死胎。

(2)調經脈，除煩熱，功兼四物，為女科要藥。

主治：(1)治冷熱勞，骨節痛，風痺不隨。

(2)腸鳴腹痛，崩帶癥瘕，血虛血瘀之候。

(3)一味丹參散，功兼四物湯。

(4)又治目赤，疝痛，瘡疥，腫毒，排膿生肌。

(5)丹參養神、定志、通利血脈，實有神驗。

006 玄參

功能：(1)能壯水以制火，散無根浮游之火。

(2)益精明目，利咽喉，通二便。

主治：(1)治骨蒸傳屍，傷寒陽毒發斑，懊憹煩渴，溫瘧灑灑。

(2)喉痺咽痛，瘰癧、結核，癰疽鼠瘻。

007 白朮

功能：(1)苦燥濕，甘補脾，溫和中。

(2)在血補血，在氣補氣，無汗能發，有汗能止。

(3)燥濕則能利小便，生津液，止泄瀉，消痰水腫滿，黃疸濕痺。

(4)補脾則能進飲食，袪勞倦，止肌熱，化癥癖。

(5)和中則能已嘔吐，定痛安胎。

008 蒼朮

功能：(1)燥胃強脾，發汗除濕，能升發胃中陽氣，止吐瀉。

(2)逐痰水，消腫滿，辟惡氣，散風寒濕，為治痿要藥。

(3)又能總解痰火氣血濕食六鬱，及脾濕下流，腸風帶濁。

009 萎蕤

功能：補中益氣，潤心肺，悅顏色，除煩渴。

主治：(1)治風淫濕毒，目痛眥爛，寒熱痁瘧。

(2)中風暴熱，不能動搖，頭痛，腰痛。

(3)莖寒自汗，一切不足之證，用代參者，不寒不燥，大有殊功。

010 黃精

功能：(1)補中益氣，安五臟，益脾胃，潤心肺，填精髓，助筋骨。

(2)除風濕，下三蟲。

(3)得坤土之精粹，久服不飢。

011 狗脊

功能：(1)除風虛，強機關，利俛仰。

(2)治失溺不節，腳弱腰痛，寒濕周痺。

012 石斛

主治：療風痺腳弱，發熱自汗，夢遺滑精，囊澀餘瀝。

013 遠志

功能：(1)強志益智，補精壯陽，聰耳明目，利九竅，長肌肉，助筋骨。

(2)治迷惑善忘，驚悸夢洩，腎積奔豚，一切癰疽。

014 石菖蒲

功能：(1)補肝益心，利九竅，明耳目，發音聲。

(2)去濕逐風，除痰消積，開胃寬中。

主治：(1)療噤口毒痢，風痺驚癇，崩帶胎漏，消腫止痛，解毒殺蟲。

015 牛膝

功能：(1)能引諸藥下行。

主治：(1)酒蒸一則甘酸而溫，益肝腎，強筋骨。治腰膝骨痛，足痿筋攣，

陰痿失溺，久瘧下痢，傷中少氣。

(2)生用一則散惡血，破癥結，治心腹諸痛，淋痛尿血，經閉難產。

(3)喉痺齒痛，癰腫惡瘡，金瘡傷折，出竹木刺。

(4)牛膝淋症要藥，血淋尤宜用。

016 甘菊花

功能：(1)備受四氣，飽經霜露，得金水之精居多。

(2)能益金水二臟（肺腎），以制火而平木（心肝）。

(3)養目血，去翳膜。

(4)治頭目眩運，散濕痺遊風。

017 五味子

功能：(1)故專收斂肺氣，而滋腎水，益氣生津，補虛明目，強陰濇精。

(2)退熱斂汗，止嘔住瀉，寧嗽定喘。

(3)除煩渴，消水腫，解酒毒，收耗散之氣，瞳子散大。

018 天門冬

主治：(1)治肺痿肺癰，吐膿吐血，痰嗽喘促，消渴嗌乾。

(2)足下熱痛，虛勞骨蒸，陰虛有火之證，澤肌膚，利二便。

019 麥門冬

功能：清心潤肺，強陰益精，瀉熱除煩，消痰止嗽，行水生津。

主治：(1)治嘔吐，痿蹶，客熱虛勞。

(2)脈絕短氣，肺痿吐膿，血熱妄行，經枯乳閉，明目悅顏。

020 款冬花

主治：為治嗽要藥，寒熱虛實，皆可施用。

021 紫菀

功能：(1)辛溫潤肺，苦溫下氣，補虛調中，消痰止渴。

(2)能開喉痺，取惡涎。

主治：(1)治寒熱結氣，欬逆上氣，欬吐膿血。

(2)肺經虛熱，小兒驚癇。

022 旋覆花

功能：鹹能軟堅，苦辛能下氣，行水，溫能通血脈，入肺大腸經。

主治：(1)消痰結，堅痞，唾如膠漆，噫氣不除。

(2)大腸水腫，去頭目風。

023 百部

主治：治肺熱咳嗽，有小毒，殺蚘蟯蠅蝨，一切樹木蛀蟲。治骨蒸傳尸、疳積疥癬。

024 桔梗

功能：(1)為諸藥舟楫，載之上浮，能引苦泄峻下之劑，至於至高之分成功。

(2)養血排膿，補內漏。

主治：(1)凡痰壅喘促，鼻塞，目赤，喉痺，咽痛，齒痛，口瘡。

(2)肺癰，乾欬，胸膈刺痛，下痢腹痛，腹滿腸鳴，並宜苦梗以開之。

025 薺苨

功能：寒利肺，甘解毒，和中止嗽。

主治：(1)治消渴強中，癰腫疔毒。

(2)能解百藥及蛇蠱毒，在諸藥中毒皆自解。

026 馬兜鈴

主治：治痰嗽喘促，血痔瘡，大腸經熱；亦可吐蠱。

027 白前

主治：治肺氣壅實，胸膈逆滿。

028 白芨

功能：止吐血，肺損者能復生之。

主治：治跌打骨折，湯火灼傷，惡瘡癰腫，敗疽死肌，去腐，逐瘀，生新。

029 半夏

功能：發表開鬱，下逆氣，止煩嘔，發音聲，利水道，救暴卒。

主治：(1)治欬逆頭眩，痰厥頭痛，眉稜骨痛，咽痛，胸脹。

(2)傷寒寒熱，痰瘧不眠，反胃吐食，散痞除癭，消腫止汗。

(3)性畏生薑，用之以制其毒，得薑而功愈彰。

(4)此治濕痰主藥。

030 天南星

功能：能勝濕除痰，性緊而毒，能攻積拔腫，補肝風虛。為肝、脾、肺三經之藥。

主治：(1)治驚癇風眩，身強口噤，喉痺舌瘡，結核疝瘕，癰毒疥癬，蛇蠱咬毒。

(2)破結下氣，利水墮胎，性更烈於半夏。

031 貝母

功能：功專散結除熱，敷惡瘡，斂瘡口。

主治：(1)治虛勞煩熱，咳嗽上氣，吐血咯血，肺痿，肺癰，喉痺。

(2)目眩，淋瀝，癭瘤，乳閉，產難。

032 栝樓仁

功能：(1)蕩滌胸中鬱熱垢膩，生津止渴，清咽利腸，通乳消腫。

(2)清上焦之火，使痰氣下降，為治嗽要藥。

主治：(1)治結胸胸痺，黃疸熱痢，二便不通。

(2)炒香酒服，止一切血。

033 天花粉

功能：「解渴」。古方多用治消渴。

主治：治熱狂時疾，胃熱疸黃，口燥唇乾，腫毒發背，乳癰瘡痔。

034 夏枯草

主治：治癭癧、濕痺，目珠夜痛。

035 海藻

功能：(1)消癭瘤結核，陰之堅聚。痰飲腳氣，水腫之濕熱，消宿食。

(2)治五膈。

(3)東垣治瘰癧、馬刀，海藻甘草並用，蓋激之以潰堅也。

037 昆布

功能：功同海藻，而少滑性雄。

主治：治水腫，癭瘤，陰，膈噎。

038 獨活

功能：氣緩善搜，入足少陰氣分，以理伏風。

主治：(1)治本經傷風，頭痛（宜與細辛同用），頭暈目眩。

(2)風熱齒痛，痙癇濕痺，奔豚疝瘕。

039 羌活

主治：(1)理游風。

(2)瀉肝氣，搜肝風，小無不入，大無不通。

(3)散肌表八風之邪，利周身百節之痛，為卻亂反正之主藥。

(4)治風濕相搏，本經頭痛，督脈為病，脊強而厥，剛痙柔痙，中風不語，目旋目赤。

(5)目赤要藥。

040 防風

功能：(1)升浮為陽，搜肝瀉肺，散頭目滯氣，經絡留濕。

(2)主上部見血，上焦風邪，頭痛目眩，脊痛項強，周身盡痛，太陽
經證。

(3)行脾胃二經，為去風勝濕之要藥，散目赤瘡瘍。

(4)風藥中潤劑，乃若補脾胃非此引用不能行。

041 藁本

功能：寒鬱本經，頭痛連腦者必用之。

主治：(1)治督脈為病，脊強而厥。

(2)又能下行去濕，治婦人疝瘕陰寒腫痛，腹中急痛。

(3)胃風泄瀉，粉刺酒。

042 葛根

功能：(1)能鼓胃氣上行，生津止渴。

(2)起陰氣，散鬱火，解酒毒，利二便，殺百藥毒。

主治：(1)為治脾胃虛弱泄瀉之聖藥。

(2)療傷寒中風，陽明頭痛，血痢溫瘧，腸風痘症。

043 升麻

功能：(1)表散風邪，升發火鬱，能升陽氣於至陰之下。

(2)引甘溫之藥上行，以補衛氣之散，而實其表。

(3)解百藥毒，吐蠱毒，殺精鬼。

主治：治時氣毒癘，頭痛，寒熱，肺痿吐膿。

044 白芷

功能：活血排膿，生肌止痛，解砒毒蛇傷。

主治：(1)治陽明頭目昏痛，眉稜骨痛，牙痛，鼻淵。

(2)目癢，淚出，面皯，瘢疵。

(3)產後傷風，血虛頭痛。

045 細辛

功能：(1)水停心下，則腎燥，細辛之辛，能行水氣以潤之－治水停心下之
　　　腎燥。

(2)雖手少陰引經（心），乃足少陰本藥（腎）。

(3)能通精氣，利九竅，故耳聾鼻齆，倒睫便澀者宜之。

(4)散結溫經，破痰下乳，行血發汗。

主治：(1)辛溫散風邪－故諸風痺痛，咳嗽上氣，頭痛脊強者宜之。

(2)辛散浮熱－故口瘡喉痺，鼻淵齒者宜之。

(3)辛益肝膽－故膽虛驚癇，風眼淚下者宜之。

046 柴胡

功能：(1)勞藥血藥皆能用之。主陽氣下陷，能引清氣上升，為足少陽表藥。

(2)散十二經瘡疽，血凝氣聚，功同連翹。

主治：(1)治傷寒邪熱，痰熱結實，虛勞肌熱，嘔吐心煩。

(2)諸瘧寒熱，頭眩目赤，胸痞脅痛，口苦耳聾。

(3)婦人熱入血室，胎前產後諸熱。

(4)小兒痘疹，五疳，羸熱。

047 前胡

功能：(1)性陰而降，功專下氣，氣下則火降痰消。

(2)有推陳致新之績，明目安胎。

主治：能除實熱，治痰熱哮喘，欬嗽嘔逆，痞膈霍亂，小兒疳氣。

048 麻黃

主治：(1)治中風傷寒，頭痛溫瘧，欬逆上氣，痰哮氣喘。

(2)赤黑斑毒，毒風疹痺，皮肉不仁，目赤腫痛，水腫風腫。

(3)麻黃莖去節－發汗；麻黃根節－止汗。

048 荊芥

功能：(1)其性升浮，能發汗，散風濕，清頭目，利咽喉。

(2)其氣溫散，能助脾消食，入脾利血脈。

(3)為風病瘡家聖藥。

主治：⑴治傷寒頭痛，中風口噤，身強項直，口面喎斜，目中黑花。

⑵治吐衄腸風，崩中血痢，產風血運，瘰癧瘡腫，清熱散瘀，破結
解毒。

◇李士材曰：風在皮裡膜外，荊芥主之。

050 連翹

功能：⑴形似心，苦入心，故入手少陰厥陰（心，心包）氣分而瀉火。

⑵兼除手足少陽（三焦、膽）手陽明（大腸）氣分濕熱。

⑶散諸經血凝氣聚，利水通經，殺蟲止痛，消腫排膿。

主治：為十二經瘡家聖藥。

◇備註：「十二經瘡家聖藥」，經曰：諸瘡痛癢皆屬心火。連翹仁瀉肺火。

051 紫蘇

功能：⑴開胃益脾，發汗解肌。

⑵止痛安胎，利大小腸，解魚蟹毒。

⑶和血下氣，寬中消痰，祛風定喘。

◇紫蘇葉：發汗散寒。

紫蘇梗：順氣安胎，下氣稍緩，虛者宜之。

紫蘇子：降氣、開鬱、消痰、定喘。

052 薄荷

主治：⑴治頭痛頭風，中風失音，痰嗽口氣，語澀舌胎。

⑵眼、耳、咽喉、口齒諸病。

⑶皮膚癮疹，瘰癧瘡疥，驚熱，骨蒸，破血止痢。

053 雞蘇

主治：治頭風目眩，肺痿血痢，吐衄崩淋，喉腥口臭，邪熱諸病。

054 木賊

功能：⑴中空輕揚，與麻黃同形性。

⑵亦能發汗，解肌，升散火鬱風濕。

主治：⑴治目疾，退翳膜，及疝痛。

⑵脫肛，腸風，痔瘻，赤痢，崩中，諸血病。

055 浮萍

　　功能：(1)達皮膚，能發揚邪汗，止搔癢，消渴。

　　　　　(2)生於水，水能下水氣，利小便。

　　主治：治一切風濕癱瘓，燒煙辟蚊。

056 蒼耳子

　　功能：善發汗，散風濕，上通腦頂，下行足膝，外達皮膚。

　　主治：(1)治頭痛目暗，齒痛鼻淵，肢攣痺痛，瘰癧、瘡疥。

　　　　　(2)作湯浴，治遍身搔癢。

　　　　　(3)採根葉熬，名萬應膏。

　　　　　(4)葉搗汁，治產後痢。

057 天麻

　　主治：治諸風眩掉，頭旋眼黑，語言不遂，風濕頑痺，小兒驚癇。

058 秦艽

　　主治：(1)治風寒痺濕，通身攣急，虛勞骨蒸。

　　　　　(2)黃疸，酒毒，腸風，瀉血，口噤，牙痛。

　　　　　(3)濕勝風淫之證，利大小便。

　　　　　(4)去下牙痛及本經風濕。

　　　　　(5)牛乳點眼兼治黃疸、煩渴、便赤。

059 豨薟草

　　主治：治肝腎風氣，四肢麻痺，筋骨冷痛，腰膝無力，風濕瘡瘍。

060 威靈仙

　　功能：(1)辛泄氣，鹹泄水，氣溫屬木。

　　　　　(2)其性善走，能宣疏五臟，通行十二經絡。

　　主治：(1)治中風、痛風、頭風、頑痺、癥瘕積聚、痰水宿膿。

　　　　　(2)黃疸浮腫，大小便秘，風濕痰氣，一切冷痛。

　　　　　(3)性極快利，積痾不痊者，服之有捷效。善治痛風，用為要藥。

　　　　　(4)和砂仁、砂糖、醋煎，治諸骨鯁。

061 鉤藤鉤

功能：主肝風相火之病，風靜火息，則諸證自除。

主治：大人頭旋目眩，小兒驚啼瘈瘲，客忤胎風發斑疹。

062 茵芋

主治：治風濕拘攣、痹痛。

063 當歸

功能：(1)入心肝脾，為血中之氣藥。

(2)潤腸胃，澤皮膚，養血生肌，排膿止痛。

主治：(1)治虛勞寒熱，欬逆上氣，溫瘧，澼痢，頭痛腰痛，心腹諸痛。

(2)風痙無汗，痿痹癥瘕，癰疽瘡瘍。

(3)衝脈氣病，氣逆裏急，帶脈為病，腹痛腰溶溶如坐水中。

(4)及婦人諸不足，一切血症，陰虛而陽無所附者。

064 芎藭

功能：(1)乃血中氣藥，助清陽而開諸鬱，潤肝燥而補肝虛。

(2)上行頭目，下行血海，搜風散瘀，止痛調經。

主治：(1)治風濕在頭，血虛頭痛，腹痛脅痛，氣鬱血鬱。

(2)濕瀉血痢，寒痹筋攣，目淚多涕，風木為病，及癰疽瘡瘍。

(3)男女一切血證。

065 白芍

主治：(1)治瀉痢後重，脾虛腹痛，心痞脅痛，肺脹喘噫，癰腫疝瘕。

(2)其收降之體，又能入血海，而至厥陰（肝經）。

(3)治鼻衄，目濇，肝血不足，婦人胎產，及一切血病。

(4)赤芍藥主治略同，尤能瀉肝火，散惡血，治腹痛堅積，血痹疝瘕，
經閉腸風，癰腫目赤。

066 生地黃

主治：治吐衄崩中，傷寒陽強，痘證大熱。

067 乾地黃

功能：殺蟲，治心腹急痛。

主治：(1)治血虛發熱，勞傷欬嗽，痺痿驚悸。

(2)吐衄尿血，血運崩中，足下熱痛，折跌絕筋。

(3)填骨髓，長肌肉，利大小便，調經安胎。

068 熟地黃

功能：滋腎水，補真陰，填骨髓，生精血，聰耳明目，黑髮烏髭。

主治：治勞傷風痺，胎產百病，為補血之上劑。

069 何首烏

功能：(1)苦堅腎，溫補肝，甘益血，濇收斂精氣。

(2)添精益髓，養血祛風，強筋骨，烏髭髮，令人有子，為滋補良藥。

主治：止惡瘧，為瘧疾要藥。

070 牡丹皮

功能：(1)破積血，通經脈，為吐衄必用之藥。

(2)除煩熱，療癰瘡，下胞胎，退無汗之骨蒸。

主治：治中風，五勞驚癇瘛瘲。

071 續斷

功能：(1)主傷中，補不足，暖子宮，縮小便，破瘀血。

(2)又主金瘡折跌，止痛生肌，女科外科，需為上劑。

主治：治腰痛胎漏，崩帶遺精，腸風血痢，癰痔腫毒。

072 骨碎補

功能：(1)治耳鳴，及腎虛久瀉。

(2)腎主骨，故治折傷，牙痛。

(3)又入厥陰（心包、肝），能破血止血。

073 益母草

功能：(1)調經解毒，治血風，血暈，血痛，血淋，胎痛，產難，崩中，帶下。

(2)為經產良藥，消疔腫乳癰，通大小便。

074 澤蘭

功能：(1)澤蘭走血分—消水腫，塗癰毒，破瘀除癥—婦人要藥。

(2)蘭草走氣分－利水道，除痰癖，殺蟲辟惡－消渴良藥。

(3)補而不滯，行而不峻，為女科要藥。

主治：治產後血瀝，腰痛，吐血鼻血，目痛頭風，癰毒撲損。

075 白薇

主治：(1)主中風，身熱支滿，忽忽不知人，血厥。

(2)熱淋，溫瘧洗洗，寒熱酸痛。

(3)婦人傷中淋露，產虛煩嘔。

076 艾葉

功能：(1)能回垂絕之元陽，通十二經，走三陰（太少厥）。

(2)暖子宮，止諸血，溫中開鬱，調經安胎。

主治：(1)治吐衄崩帶，腹痛冷痢，霍亂轉筋，殺蛇治癬。

(2)以之灸火，能透諸經，而治百病。

077 延胡索

功能：能行血中氣滯，氣中血滯，通小便，除風痺。

主治：(1)治氣凝血結，上下內外諸痛，癥瘕崩淋，月候不調。

(2)產後血暈，暴血上衝，折傷積血，疝氣危急。

(3)為治血利氣第一藥。

078 紅花

功能：(1)俗用染紅併作胭脂。

(2)少用養血，多則行血，過用能使血行不止而斃。

079 茜草

功能：能行血止血，消瘀通經。

主治：治風痺黃疸，崩運撲損，痔瘻瘡癤。

080 紫草

功能：涼血活血，利九竅，通二便。

主治：(1)治心腹邪氣，水腫五疸，癇癬惡瘡。

(2)及痘瘡血熱毒盛，二便閉濇者。

081 凌霄花

功能：能去血中伏火，破血去瘀。

主治：⑴主產乳餘疾，崩帶癥瘕，腸結，血閉，淋閉。

⑵風癢，血熱生風之證，女科多用。

082 大小薊

功能：皆能破血下氣，行而帶補。

主治：治吐衄腸癰，女子赤白濁安胎。

083 三七

功能：散血定痛。

主治：治吐血衄血，血痢血崩，目赤癰腫，為金瘡杖瘡要藥。

084 地榆

功能：入下焦，除血熱。

主治：治吐衄崩中，腸風，血痢。

085 蒲黃

功能：⑴生用性滑，行血消瘀，通經脈，利小便，袪心腹膀胱寒熱。

⑵炒黑性濇，止一切血，崩帶泄精。

主治：療撲打損傷，瘡癤諸腫。

086 卷柏

功能：⑴生用辛平，破血通經，治癥瘕淋結。

⑵炙用辛溫止血，治腸風脫肛。

087 藺茹

功能：蝕惡肉，排膿血，殺疥蟲，除熱痺，破癥瘕。

088 蓲藺子

功能：能制蛇（見之則爛）。

089 鬱金

功能：涼心熱散肝鬱，下氣破血。

主治：⑴治吐衄尿血，婦人經脈逆行，血氣諸痛。

⑵產後敗血攻心，顛狂失心，痘毒入心，下蠱毒。

090 薑黃

功能：理血中之氣，下氣破血，除風消腫，功力烈於鬱金。

主治：(1)治氣脹血積，產後敗血攻心，通月經，療撲損。

(2)片子者能入手臂，治風寒濕痺。

091 莪术

功能：破氣中之血。

主治：治心腹諸痛，冷氣吐酸，奔豚疝癖，雖為泄劑，亦能益氣。

092 荆三稜

功能：(1)色白屬金，入肺金血分，破血中之氣。

(2)兼入脾經，散一切血瘀氣結，瘡硬食停，老塊堅積。

(3)消腫止痛，通乳墮胎，功近香附，而力峻。

093 白茅根

功能：除伏熱，消瘀血，利小便，解酒毒。

主治：茅鍼潰癰癤。

094 蘆根

功能：能解魚、蟹、河豚毒。

主治：治嘔噦，反胃，消渴客熱，傷寒內熱，止小便數。

095 苧根

主治：(1)治天行熱疾，大渴大狂，胎動下血，諸淋血淋。

(2)搗貼赤游丹毒，癰疽發背，金瘡折傷，雞魚骨鯁。

(3)汁能化血為水；苧皮與產婦作枕，止血暈；安腹上，止產後腹痛。

(4)漚苧汁，療消渴。

096 薔薇根

功能：除風熱濕熱，生肌殺蟲。

主治：(1)治泄痢消渴，牙痛口糜。

(2)遺尿好眠，癰疽瘡癬。

097 芭蕉根

主治：(1)治天行熱狂，煩悶消渴。

(2)產後血脹，塗癰腫結熱。

098 大黃
功能：(1)其性浮而不沉，其用走而不守，若酒浸亦能引至至高之分。

(2)用以蕩滌腸胃，下燥結而除瘀熱。

(3)行水除痰，蝕膿消腫，能推陳致新，有將軍之號。

主治：吐血衄血，血閉血枯，損傷積血，一切實熱，血中伏火。

099 黃芩
功能：(1)苦入心寒勝熱，瀉中焦實火，除脾家濕熱。

(2)消痰利水，解渴安胎。

(3)酒炒則上行，瀉肺火，利胸中氣，治上焦之風熱濕熱。

100 黃連
功能：(1)解渴除煩，益肝膽，厚腸胃，消心瘀，止盜汗。

(2)酒毒胎毒，明目，定驚，止汗解毒，除疳，殺蚘。

主治：治腸澼瀉痢，腹痛，心痛伏梁，目痛眥傷，癰疽瘡疥。

101 胡黃連
功能：消果子積，為小兒驚疳良藥。

主治：治骨蒸勞熱，五心煩熱，三消，五痔，溫瘧瀉痢，女人胎蒸。

102 苦參（子名鴉膽子）
主治：(1)治溫病血痢，腸風溺赤，黃疸酒毒，熱生風，濕生蟲。

(2)又能祛風逐水，殺蟲，治大腸疥癩。

103 知母
功能：(1)上清肺金而瀉火，下潤腎燥而滋陰。

(2)消痰定嗽，止渴安胎。

主治：治傷寒煩熱，蓐勞，骨蒸，燥渴虛煩，久瘧下痢，利二便，消浮腫。

104 龍膽草
功能：(1)除下焦之濕熱，與防己同功。

(2)酒浸亦能外行上行。

主治：(1)治骨蒸寒熱，驚癇邪氣溫熱，熱痢黃疸。

(2)寒濕腳氣，咽喉風熱，赤睛努肉，癰疽瘡疥。

105 青黛

功能：色青瀉肝，散五臟鬱火，解中下焦蓄蘊風熱。

主治：治傷寒發斑，吐咯血痢，小兒驚癇，疳熱丹熱。傅癰瘡，蛇犬毒。

106 大青

功能：解心胃熱毒。

主治：(1)治傷寒時疾熱狂，陽毒發斑。

(2)黃疸，熱痢，丹毒，喉痺。

107 牽牛子

功能：(1)瀉氣分之濕熱。

(2)能達右腎命門，走精隧，通下焦鬱遏。

(3)及大腸風秘氣秘，利大小便，逐水消痰，殺蟲墮胎。

主治：治水腫喘滿，痃癖氣塊。

108 防己

功能：太陽經藥（膀胱），瀉下焦血分濕熱。

主治：(1)為療風水之要藥。

(2)治肺氣喘嗽，熱氣諸，濕瘧腳氣，水腫風腫，癰腫惡瘡。

(3)或濕熱流入十二經，致二陰不通者，非此不可。

109 葶藶

功能：(1)肺中水氣膹急者非此不能除。

(2)破積聚癥結，伏留熱氣，消腫除痰，止嗽定喘。

110 甘遂

功能：能瀉腎經，及隧道水濕，直達水氣所結之處，以攻決為用，為下水之聖藥。

主治：主十二種水，大腹腫滿，㿗疝積聚，留飲宿食，痰迷癲癇。

111 大戟

功能：能瀉臟腑水濕，行血發汗，利大小便。

主治：治十二水，腹滿急痛，積聚癥瘕。頸腋癰腫，風毒腳腫，通經墮胎。

112 商陸

功能：沉陰下行，與大戟、甘遂同功，療水腫滿脹。

主治：痕疝癰腫，喉痺不通，濕熱之病，瀉蠱毒，敷惡瘡。

113 芫花

功能：去水飲痰癖。

主治：療五水在五臟，皮膚脹滿，喘急，痛引胸脅，欬嗽瘴瘧。

114 蕘花

功能：辛散結，苦洩熱，行水捷藥。

主治：主治略同芫花。

115 澤漆

主治：治大腹水腫，益丈夫陰氣。

116 常山

功能：能引吐行水，祛老痰，積飲。

主治：專治諸瘧。

117 藜蘆

功能：入口即吐，善通頂，令人嚏。

主治：風癇證多用之。

118 木通

功能：上通心包，降心火，清肺熱，化津液。

　　　　下通大小腸膀胱，導諸濕熱，由小便出，脾熱好眠，除煩退熱。

主治：治胸中煩熱，遍身拘痛，大渴引飲。

119 通草

性味：色白氣寒，體輕味淡。

主治：治五淋水腫，目昏耳聾，鼻塞失音，退熱催生。

120 澤瀉

功能：(1)功專利濕行水。

　　　　(2)能養五臟，益氣力，起陰氣。補虛損，止頭旋，有聰耳明目之功。

主治：(1)治消渴痰飲，嘔吐瀉痢，腫脹水痞，腳氣疝痛。

藥物之功能主治

(2)淋瀝陰汗，尿血泄精，濕熱之病。

121 車前子

功能：(1)涼血去熱，止吐衄，消痕瘀，明目通淋。

(2)子清肺肝風熱，滲膀胱濕熱，利小便而不走氣，與茯苓同功，強陰益精，令人有子。

主治：子治濕痺五淋，暑濕下痢，目赤障翳，催生下胎。

122 燈心草

主治：治五淋，水腫。

123 瞿麥

功能：(1)逐膀胱邪熱，為治淋要藥。

(2)破血利竅，決癰消腫，明目去翳，通經墮胎。

124 萹蓄

功能：殺蟲疥，利小便。

主治：治黃疸，熱淋，蚘咬，腹痛，蟲蝕下部。

125 天仙藤

主治：治風勞腹痛，妊脹水腫。

126 地膚子

主治：(1)治頹疝，散惡瘡。

(2)葉作浴湯，去皮膚風熱丹腫。

(3)洗眼除雀盲澀痛。

127 石韋

主治：(1)治淋崩發背。

(2)瓦韋，治淋。

128 海金砂

功能：除小腸膀胱血分濕熱。

主治：治腫滿，五淋莖痛。得梔子牙硝砂，治傷寒熱狂。

129 茵陳

主治：(1)為治黃疸之君藥。

(2)又治傷寒時疾，狂熱瘴瘧，頭痛頭旋，女人瘕疝。

130 香薷

功能：為清暑之主藥。

主治：治嘔逆水腫，腳氣口氣，單服治霍亂轉筋。

131 青蒿

主治：(1)得春木少陽之令最早。

(2)治骨蒸勞熱，蓐勞虛熱，風毒熱黃，久瘧久痢。

132 附子

主治：(1)其性浮而不沉，其用走而不守，通行十二經，無所不至。

(2)能引補氣藥，以復散失之元陽。

(3)引補血藥，以滋不足之真陰。

(4)引發散藥，開腠理以逐在表之風寒。

(5)引溫暖藥，達下焦以袪在裏之寒濕。

(6)附子一性重峻，溫脾逐寒，寒疾宜附子。

(7)烏頭一性輕疏，溫脾逐風，風疾宜烏頭。

(8)烏附尖一吐風痰，治癲癇，取其鋒銳，直達病所。

(9)治三陰傷寒，中寒中風，寒厥痰厥，拘攣風痺，癥瘕積聚。

(10)嘔噦，膈噎，脾泄，冷痢寒瀉，霍亂轉筋。

(11)督脈為病，脊強而厥，小兒慢驚，痘瘡灰白，癰疽不斂，一切沈寒痼冷之證。

(12)側子散側旁生，宜於發散四肢，充達皮毛，治手足風濕諸痺。

(13)天雄補下焦命門陽虛，治風寒濕痺，為風家主藥，又能止陰汗。

133 草烏頭

主治：開頑痰，治頑瘡，以毒攻毒，頗勝川烏。

134 白附子

功能：能引藥勢上行，治面上百病，補肝虛，去風痰。

主治：治心痛血痺，諸風冷氣，中風失音，陰下濕癢。

135 破故紙

功能：補相火，以通君火，暖丹田，壯元陽，縮小便。

主治：治五勞七傷，腰膝冷痛，腎冷精流，腎虛泄瀉，婦人血氣，墮胎。

136 肉蓯蓉

功能：差命門相火，滋潤五臟，益髓強筋。

主治：治五勞七傷，絕陽不興，絕陰不產，腰膝冷痛，崩帶遺精，峻補精血。

137 鎖陽

主治：治痿弱，滑大便。

138 巴戟天

主治：治五勞七傷，辛溫散風濕，治風氣、腳氣、水腫。

139 胡蘆巴

功能：暖丹田，壯元陽。

主治：治腎臟虛冷，陽氣不能歸元，痕疝冷氣，寒濕腳氣。

140 仙茅

主治：治失溺無子，心腹冷氣不能食，腰腳冷痺不能行。

141 淫羊藿

功能：補命門，益精氣，堅筋骨，利小便。

主治：治絕陽不興，絕陰不產，冷風勞氣，四肢不仁。

142 蛇床子

主治：(1)治陰痿囊濕，女子陰痛陰癢。子臟虛寒，產門不閉，腎命之病。

(2)腰酸體痛，帶下脫肛，喉痺齒痛，濕癬惡瘡，風濕諸病。

(3)煎湯浴，止風癢。

143 菟絲子

功能：袪風明目，補衛氣，助筋脈，益氣力，肥健人。

主治：治五勞七傷，精寒淋瀝，口苦燥渴。

144 覆盆子

功能：(1)補肝虛而明目，起陽痿，縮小便。

(2)澤肌膚，烏髭髮，女子多孕。

(3)葉絞汁，滴目中，出目眩蟲，除膚赤，收濕止淚。

145 蒺藜子

主治：(1)治虛勞腰痛，遺精帶下，欬逆肺痿。

(2)乳閉癥瘕，痔漏陰潰。

(3)肝腎肺三經之病，催生墮胎。

146 使君子

主治：治五疳便濁，瀉痢，瘡癬，為小兒諸病要藥。

147 益智子

功能：主君相二火，補心氣，命門三焦之不足，能濇精固氣。

主治：治嘔吐泄瀉，客寒犯胃，冷氣腹痛，崩帶瀉精。

148 砂仁

功能：(1)和胃醒脾，快氣調中，通行結滯。

(2)袪痰逐冷，消食醒酒，止痛安胎。

(3)散咽喉口齒浮熱，化銅鐵骨鯁。

主治：(1)治腹痛痞脹，噎膈嘔吐，上氣欬嗽。

(2)赤白瀉痢，霍亂轉筋，奔豚崩帶。

149 白豆蔻

功能：溫暖脾胃。為肺家本藥，散滯氣，消酒積。除寒燥濕，化食寬膨。

主治：(1)治脾虛瘧疾，感寒腹痛，吐逆反胃。

(2)白睛翳膜，太陽經目眥紅筋。

150 肉豆蔻

功能：能濇大腸，止虛瀉，冷痢（初起忌用）。

主治：治積冷，心腹脹痛，中惡吐沫，小兒吐逆，乳食不下。

151 草豆蔻

性味：辛熱香散。

主治：(1)治瘴癘寒瘧，寒客胃痛，霍亂瀉痢，噎膈反胃。

(2)痞滿吐酸，痰飲積聚，解口臭氣，酒毒，魚肉毒。

152 香附

功能：(1)性平氣香，味辛能散，微苦能降，微甘能和。

(2)乃血中氣藥，通行十二經八脈氣分，主一切氣。

(3)利三焦，解六鬱，止諸痛。

(4)胎產百病，能推陳致新，故諸書皆云益氣。

主治：(1)治多怒多憂，痰飲痞滿，胸腫腹脹。

(2)飲食積聚，霍亂吐瀉，腎氣腳氣，癰疽瘡傷。

(3)吐血便血，崩中帶下，月候不調。

153 木香

功能：三焦氣分之藥。

主治：(1)治一切氣痛，九種心痛，嘔逆反胃，霍亂，瀉痢後重，癃閉。

(2)痰壅氣結，痃癖癥塊，腫毒蠱毒。

(3)衝脈為病，氣逆裏急。

154 藿香

功能：快氣和中，開胃止嘔，去惡氣，進飲食。

主治：治霍亂吐瀉，心腹絞痛，肺虛有賽，上焦壅熱。

155 茴香

主治：(1)療小腸冷氣，頹疝陰腫，乾濕腳氣。

(2) (小) 茴香治寒疝，食科宜之。

(3)八角茴香治陰疝。

156 甘松香

功能：理諸氣，開脾鬱。

主治：治腹卒滿痛，風疳齒，腳膝氣浮，煎湯淋洗。

157 山奈

主治：治心腹冷痛，寒濕霍亂，風蟲牙痛。

158 良薑

主治：(1)治胃脘冷痛，霍亂瀉痢，吐惡噎膈，瘴瘧冷癖。

(2)子名紅豆蔻，溫肺散寒，醒脾燥濕，消食解渴→東垣脾胃藥中常

用之。

159 蓽茇

主治：⑴治水瀉氣痢。

⑵治頭痛、牙痛、鼻淵。

160 煙草

功能：⑴其氣入口，不循常度，頃刻而周一身，令人通體俱快。

⑵醒能使醉，醉能使醒，飢能使飽，飽能使飢。

⑶人以代酒代茗，終身不厭（一名相思草）。

161 金銀花

主治：⑴治癰疽疥癬，楊梅惡瘡，腸澼血痢，五種尸疰。

⑵忍冬酒治癰疽發背，一切惡瘡，初起便服奇效。

⑶為末糖調常服能稀痘。

162 蒲公英

功能：為通淋妙品，擦牙，烏髭髮，白汁塗惡刺。

主治：專治乳癰，疔毒。

163 紫花地丁

主治：治癰疽發背，疔腫瘰癧，無名腫毒。

164 杜牛膝

功能：服汁吐瘧痰；漱汁止牙痛；搗之傅蛇蟲螫毒。

主治：治雙蛾喉痺，砂淋血淋，小兒牙關緊閉，急慢驚風。

165 鶴蝨

主治：治蚘嚙，腹痛。

166 山豆根

功能：苦寒瀉心火，以保金氣，去肺大腸之風熱，消腫止痛。

主治：⑴治喉癰喉風，齦腫齒痛。

⑵解諸藥毒，敷禿瘡、蛇、狗、蜘蛛傷。

⑶療人馬急黃。

167 牛蒡子

功能：散諸腫瘡瘍之毒，利腰膝凝滯之氣。

主治：⑴治中風，汗出乃癒。

⑵搗和豬脂，貼瘡腫，及反花瘡。

169 漏盧

主治：治遺精尿血，癰疽發背，及預解時行痘疹毒。

170 貫衆

功能：發斑痘，化骨鯁，殺三蟲。

主治：汁能制三黃，化五金，伏鐘乳，結砂制汞，解毒，軟堅。

171 射干

功能：能消心脾老血，行太陰厥陰之積痰。

主治：治結核痕疝，便毒瘰母。

174 蓖麻子

性味：辛甘有毒。

功能：性善收，亦善走，能開通諸竅經絡。

主治：⑴治偏風不逐，喎斜，口噤，鼻窒，耳聾，喉痺舌脹。

⑵治針刺入肉，竹木骨鯁，胞胎不下。

⑶能追膿拔毒，搏瘰癧惡瘡，外用屢見奇功。

175 白頭翁

功能：苦堅腎，寒涼血。

主治：⑴治熱毒血痢，溫瘧寒熱，齒痛骨痛，鼻衄禿瘡。

⑵瘰癧疝痕，血痔偏墜，明目消疣。

176 王瓜

功能：利大小腸，排膿消腫。

主治：治天行熱疾、黃疸、消渴。

177 王不留行

功能：下乳催生。

主治：治金瘡，癰瘡，出竹木刺。

178 冬葵子

功能：行津液，利二便，消水腫，通關格，下乳，滑胎。

179 白鮮皮

主治：為諸黃風痺之要藥，兼治風瘡疥癬，女子陰中腫痛。

180 萆薢

主治：(1)治風寒濕痺，腰痛久冷，關節老血，膀胱宿水。

(2)陰痿失溺，莖痛遺濁，痔屢惡瘡。

181 土茯苓

主治：治筋骨拘攣，楊梅瘡毒。

182 白斂

功能：苦能洩，辛能散，甘能緩，寒能除熱，殺火毒，散結氣，生肌止痛。

主治：(1)治癰疽腫瘡，面上疱瘡，金瘡撲損。

(2)斂瘡方多用之，搽凍耳。

185 劉寄奴

功能：除癥下脹，止金瘡血。

187 穀精草

功能：明目退翳之功，在菊花之上。

188 青葙子

功能：袪風熱，鎮肝明目。

主治：治青盲障翳，蟲疥惡瘡。

189 決明子

功能：(1)除風熱，治一切目疾，故有決明之名。

(2)益腎精，明目甚於黑豆，作枕治頭風。

191 馬勃

主治：治喉痺咽痛，鼻衄失音，外用敷諸瘡良。

192 木鼈子

功能：利大腸。

主治：消腫，追毒，生肌除，專入外科。

196 太子參

　　功能：形細如參條，而補性不下大參，氣味功用，均同人參。

197 珠兒參

　　功能：補肺降火，肺熱者宜之。

198 土人參

　　功能：性善下降，能伸肺經治節，使清肅下行，補氣生津。

199 霍山石斛

　　功能：解暑，養胃，生津止渴，清虛熱，功過金石斛。

200 冬蟲夏草

　　功能：保肺益腎，止血化痰，已勞嗽。

201 落得打

　　主治：治跌打損傷，及金瘡出血。

202 水仙根

　　主治：治癰疽，切片貼火瘡。

203 草棉花子

　　主治：外科用治惡瘡諸毒，花燒灰止血。

204 香蕉

　　功能：潤腸，清肺。

205 淡竹葉

　　功能：利小便，瀉火，涼肺清心。

208 玫瑰花

　　功能：紫入血分，白入氣分，氣香性溫。

209 仙鶴草

　　主治：治勞傷吐血，有神功。

211 馬蘭

　　功能：與澤蘭同功，能涼血，治吐血衄血，口瘡舌瘡。

212 藍根

　　功能：清熱破血，解毒涼血（普濟消毒飲用之）。

213 百腳草

功能：涼血清熱。

215 敗醬

主治：治癰腫，及內癰。

216 地錦

主治：⑴治金刃損傷，撲跌出血。

　　　⑵血痢下血，崩中血結，一切血瘀血滯之病。

217 臙脂

功能：活血行血，外科用以生肌化血。

218 雞血藤

主治：⑴治男女乾血勞，一切虛損勞傷。

　　　⑵吐血咯血，欬血嗽血，諸病要藥。

219 絡石藤

主治：治一切風。

220 茯苓

功能：小便結者能通，多者能止，生津止渴，退熱安胎。

主治：治憂恚驚悸，心下結痛，寒熱煩滿，口焦舌乾，欬逆，嘔噦。

221 茯神

功能：茯神入心之用多，開心益智，安魄養神。

主治：療風眩心虛，健忘多恚。

222 琥珀

功能：⑴寧心，定魂魄，療癲邪。

　　　⑵清瘀血，破癥瘕，生肌肉，合金瘡。

　　　⑶治五淋，利小便，燥脾土，又能明目，磨瑿。

223 松節

功能：⑴治骨節間之風濕。

　　　⑵松毛：釀酒亦治風痺腳氣。

224 柏子仁

功能：(1)其氣清香，能透心腎而悅脾，養心氣，潤腎燥，助脾滋肝。

(2)益智寧神，聰耳明目，益血止汗。

225 側柏葉

功能：(1)最清血分，為補陰要藥。

(2)止吐衄崩淋，腸風尿（血）痢（血），一切血症。

(3)汁烏髭髮。

226 肉桂

功能：(1)補命門相火之衰，益陽消陰，治冷沉寒。

(2)能發汗，疏通血脈，宣導百藥，去營衛風寒，表虛自汗。

(3)腹中冷痛，欬逆結氣。

227 桂心

主治：治風痺癥瘕，噎膈腹滿，腹內冷痛，九種心痛。

228 桂枝

功能：(1)治傷風頭痛，中風自汗。

(2)調和營衛，使邪自汗出，而汗自止，亦治手足痛風，脅風。

229 枸杞子

功能：(1)治嗌乾消渴。

(2)清上焦心肺客熱，代茶止消渴。

230 地骨皮

功能：(1)故內治五內邪熱，吐血尿血，欬嗽消渴。外治肌熱虛汗。

(2)上除頭風痛，中平胸脅痛，下利大小腸。

(3)療在表無定之風邪，傳尸，有汗之骨蒸。

231 山茱萸

功能：固精秘氣，強陰助陽，安五臟，通九竅。

主治：治風寒濕痺，鼻塞目黃，耳鳴耳聾。

232 酸棗仁

功能：專補肝膽，炒熟酸溫而香，亦能醒脾。

主治：(1)療膽虛不眠，酸痺久瀉。

(2)生用酸平，療膽熱好眠。

233 杜仲

主治：腰膝酸痛，陰下濕癢，小便餘瀝，胎漏墮胎。

234 女貞子

功能：(1)少陰之精，隆冬不凋，益肝腎，安五臟。

(2)強腰膝，明耳目，烏髭髮，補風虛，除百病。

235 楮實

功能：(1)助陽氣，起陰痿，補虛勞，壯筋骨，明目充肌。

(2)皮善行水，治水腫氣滿。

236 桑白皮

功能：瀉肺火，利二便，散瘀血，下氣行水，止嗽清痰。

主治：(1)治肺熱喘滿，唾血熱渴，水腫臚脹。

(2)末服止盜汗，代茶止消渴。

(3)為線可縫金瘡。

237 桑寄生

功能：外科散瘡瘍，追風濕。

238 梔子

功能：(1)瀉心肺之邪熱，使屈曲下行，從小便出。

(2)三焦鬱火以解，熱厥，心痛以平，吐衄血淋血痢之病以息。

主治：(1)治心煩懊憹不眠，五黃，五淋，亡血，津枯。

(2)口渴，目赤，紫癜白癩，皰䵟瘡瘍。

239 豬苓

功能：開腠發汗，利便行水，與茯苓同而不補。

主治：治傷寒溫疫大熱，懊憹，消渴，腫脹淋濁，瀉痢痎瘧。

240 黃柏

功能：瀉膀胱相火，補腎水不足。

主治：(1)療下焦虛，骨蒸勞熱，諸痿癱瘓，目赤耳鳴，消渴便閉。

　　　　(2)諸瘡頭癢，頭瘡，殺蟲安蚘。

241 枳實、枳殼

　　主治：(1)所主略同，但枳實利胸膈，枳殼寬腸胃。

　　　　　(2)所主略同，但枳實力猛，枳殼力緩，為少異。

242 厚朴

　　功能：平胃調中，消痰化食，厚腸胃，行結水，破宿血，殺臟蟲。

　　主治：治反胃嘔逆，喘欬瀉痢，冷痛霍亂。

243 檳榔

　　功能：(1)瀉胸中至高之氣，使之下行。

　　　　　(2)性如鐵石，能墜諸藥至於下極。

　　　　　(3)攻堅去脹，消食行痰，下水除風，殺蟲醒酒。

244 大腹皮

　　主治：治水腫腳氣，痞脹痰膈，瘴瘧霍亂。

245 槐實

　　主治：(槐實) 治煩悶風眩，痔血腸風，陰瘡濕癢。

　　　　　(槐花) 治風熱目赤，赤白泄痢，五痔腸風，吐崩諸血。

246 苦楝子

　　功能：引心包相火下行，通利小便，為疝氣要藥。

　　主治：治傷寒狂熱，熱厥。

247 蔓荊子

　　功能：明目固齒，長髮澤肌。

　　主治：治濕痺拘攣，頭痛腦鳴，目赤腫痛，頭面風虛之證。

248 石南葉

　　主治：為治腎虛腳弱風痺要藥。

249 辛夷

　　主治：主治鼻淵鼻塞，及頭痛面，目眩齒痛，九竅風熱之病。

250 郁李仁

　　主治：(1)治水腫癃急，大腸氣滯，關格不通。

(2)用酒能入膽，治悸，目張不眠。

251 金櫻子

功能：固精秘氣。

主治：治夢洩遺精，泄痢便數。

252 訶子

功能：(1)苦以泄氣消痰，酸以斂肺降火。

(2)濇以收止瀉，溫以開胃調中。

(3)開音止渴。

主治：治冷氣腹脹，膈氣嘔逆，痰嗽喘急，瀉痢脫肛，腸風崩帶。

253 烏藥

功能：能疏胸腹邪熱之氣，一切病之屬氣者皆可治。

主治：(1)治中氣中風，及膀胱冷氣，小便頻數。

(2)療貓犬百病。

254 五加皮

功能：辛順氣而化痰，苦堅骨而益精，溫祛風而勝濕。

主治：(1)逐肌膚之瘀血，療筋骨之拘攣，治五緩虛羸。

(2)陰痿囊濕，女子陰癢，小兒腳弱，明目瘉瘡，釀酒尤良。

255 椿樗白皮

功能：去肺胃之陳痰。

主治：治濕熱為病，泄瀉久痢，崩帶腸風，夢遺便數，有斷下之功。

256 榆白皮

功能：下有形留著之物。

主治：治五水腫滿，喘嗽不眠，療疥癬禿瘡，消赤腫妬乳。

257 秦皮

功能：(1)補肝膽而平腎，以能平木，故治目疾，驚癇。

(2)以其收濇而寒滿，故治崩帶下痢。

(3)以其濇而補下焦，故能益精有子。

258 海桐皮
功能：入血分，祛風去濕，殺蟲，能行經絡，達病所。
主治：治風蹶頑痺，腰膝疼痛，疳䘌疥癬，目赤，牙蟲。

259 蕤仁
主治：治目赤腫痛，皆爛淚出。

260 密蒙花
主治：治目中赤脈，青盲膚翳，赤腫眵淚，小兒疳氣攻眼。

261 芙蓉花
主治：治一切癰疽腫毒，有殊功。

262 山茶花
主治：麻油調末，塗湯火傷。

263 木槿
主治：治腸風瀉血，痢後熱渴，作飲服，令人得睡。

264 杉木
主治：治腳氣腫痛，心腹脹滿，洗毒瘡。

265 烏桕木
功能：利水通腸，功勝大戟。
主治：療疔腫，解砒毒。

266 水楊柳
功能：痘瘡頂陷漿滯不起者，用枝煎湯浴之。
主治：枝煎汁，治黃疸。

267 皂角
功能：(1)搐鼻立作噴嚏，治中風口噤，胸痺喉痺。
(2)服之則除濕去垢，消痰破堅，殺蟲下胎。
(3)塗之則散腫消毒，煎膏貼一切痺痛。
(4)合蒼朮焚之，辟瘟疫濕氣。

268 肥皂莢
功能：除風濕，去垢膩。

主治：療無名腫毒有奇功。

269 櫻榔

主治：治吐蚘下痢，崩帶腸風，失血過多者。

271 吳茱萸

功能：性雖熱而能引熱下行，利大腸壅氣，下產後餘血。

主治：⑴治厥陰頭，陰毒腹痛，嘔逆舌酸，痞滿噎膈，食積瀉痢。
　　　⑵口舌生瘡，衝脈為病，氣逆裏急。

272 川椒

性味：辛熱純陽。

功能：子名椒目，專行水道。

273 胡椒

功能：殺一切魚肉葷毒，食料宜之，嗜之者眾。

274 蘇木

功能：行血去瘀，發散表裏風氣，宜與防風同用。

275 沉香

功能：諸木皆浮，而沉香獨沉，故能下氣而墜痰涎。

276 檀香

功能：能引胃氣上升，進飲食，為理氣要藥。

277 紫檀

功能：血分之藥，和榮氣，消腫毒，敷金瘡，止血定痛。

279 丁香

功能：泄肺溫胃，大能療腎，壯陽事，暖陰戶。

主治：治胃冷壅脹，嘔噦呃逆，疝癖奔豚，腹痛口臭。

280 乳香

功能：香竄入心，苦溫補腎，辛溫通十二經。

281 沒藥

功能：散結氣，通滯血，消腫定痛，生肌，補心膽虛，肝血不足。

主治：治金瘡杖瘡，惡瘡痔漏。

藥物之功能主治

282 楓脂香

　　主治：治吐衄咯血，齒痛風疹，癰疽金瘡，外科要藥。

283 冰片

　　功能：善走能散，先入肺，傳於心脾而透骨，通諸竅，散鬱火。

　　主治：(1)治驚癇痰迷，目赤膚翳，耳聾鼻瘜，喉痺舌出，骨痛齒痛。

　　　　　(2)痘陷，產難，三蟲五痔。

285 蘇合香

　　功能：開鬱，辟一切不正之氣，殺精鬼。

286 血竭

　　功能：專除血痛，散瘀生新，為和血之聖藥。

287 阿魏

　　功能：消肉積，殺細蟲，去臭氣，解蕈菜自死牛馬肉毒。

289 蘆薈

　　性味：大苦大寒。

　　主治：治小兒驚癇，五疳，敷齒濕癬，吹鼻殺腦疳，除鼻癢。

290 蕪荑

　　功能：辛散滿，苦殺蟲，溫燥濕化食。

　　主治：痔瘻，瘡癬，小兒驚疳，冷痢，胃中有蟲，食即作痛。

294 巴豆

　　功能：去臟腑沉寒，最為斬奪門之將。

　　主治：解毒殺蟲，療瘡瘍蛇蠍諸毒，峻用大可劫病，微用亦可和中，通經
　　　　　爛胎。

295 大風子

　　性味：辛熱有毒。

　　功能：取油治瘡癬疥癩，有殺蟲毒之功。

296 荊瀝

　　功能：除風熱，化痰涎，開經絡，行血氣。

　　主治：(1)治中風失音，驚癇痰迷，眩運煩悶。

(2)消渴熱痢，為去風化痰妙藥。

297 竹瀝

主治：治中風口噤，痰迷大熱，風痙顛狂，煩悶，消渴，血虛自汗。

298 竹茹

主治：(1)治上焦煩熱，溫氣寒熱，膈噎嘔噦。

(2)吐血流鼻血，肺痿驚癇，崩中胎動。

299 淡竹葉

功能：涼心緩脾，消痰止渴，除上焦風邪煩熱。

主治：欬逆喘促，嘔噦吐血，中風失音，小兒驚癇。

300 天竹黃

功能：(1)涼心經，去風熱，利竅豁痰，鎮肝明目。

(2)功同竹瀝，而性和緩，無滑之患。

主治：治大人中風不語，小兒客忤驚癇為尤宜。

301 雷丸

功能：功專消積殺蟲。

302 赤檉柳

功能：能使疹毒外出，末服四錢。

主治：治痧疹不出，喘嗽悶亂，沙糖調服，治疹後痢。

303 伽南香

主治：治一切心痛胃痛，腹痛氣痛，極有驗。

304 金雞勒

功能：達營衛，行氣血，截瘧神效。

305 安息香

功能：行血下氣，安神辟穢，安息諸邪，故名。

306 南燭

功能：久服令人不老，子同功用。

307 合歡皮

功能：安五臟，和心脾，令人歡樂忘憂。

309 大棗

功能：⑴生津液，悦顏色，通九竅，助十二經，和百藥。

　　　⑵傷寒及補劑加用之，以發脾胃升騰之氣。

310 桃仁

功能：苦以泄血滯，甘以緩肝氣，而生新血，通大腸血秘。

主治：⑴治熱入血室，血燥血痞，損傷積血，血痢經閉。

　　　⑵欬逆上氣，皮膚血熱燥癢，蓄血發熱如狂。

311 杏仁

功能：潤燥消積，通大腸氣秘。

主治：⑴治時行頭痛，上焦風燥，欬逆上氣，煩熱喘促。

　　　⑵有小毒，能殺蟲治瘡，制狗毒錫毒。

312 烏梅

主治：⑴治久欬瀉痢，瘴瘧，霍亂，吐逆反胃。

　　　⑵白梅同治痰厥僵仆，牙關緊閉。

313 陳皮

功能：⑴同補藥則補。瀉藥則瀉，升藥則升，降藥則降。

　　　⑵調中快膈，導滯消痰，利水破癥。

　　　⑶宣通五臟，統治百病，皆取其理氣燥濕之功。

314 青皮

主治：治肝氣鬱積，脅痛多怒，疝瘕結癖，疝痛乳腫。

316 柿乾

主治：治肺痿熱欬，咯血反胃，腸風痔漏。

317 木瓜

主治：治霍亂轉筋，瀉痢腳氣，腰足無力。

318 山查

功能：⑴健脾行氣，散瘀化痰，消食磨積。

　　　⑵發小兒痘疹，止兒枕作痛。

321 橄欖

功能：解河豚毒，及魚骨鯁。

322 白果

功能：(1)熟食—溫肺益氣，定痰哮，斂嗽喘，縮小便，止帶濁。
　　　(2)生食—降痰解酒，消毒殺蟲。

323 石榴皮

功能：(1)能濇腸，止瀉痢下血，崩帶脫肛。
　　　(2)浸水汁黑如墨，烏鬚方綠雲油中用之。

325 胡桃

功能：佐補骨脂，一木一火，大補下焦。
主治：(1)故上而虛寒喘嗽，下而腰腳虛痛。
　　　(2)內而心腹諸痛，外而瘡腫諸毒，皆可除也。

326 龍眼肉

功能：益脾長智，養心補血，故歸脾湯用之。
主治：治思慮勞傷心脾，及腸風下血。

327 荔枝核

功能：散滯氣，辟寒邪。
主治：(1)治胃脘痛，婦人血氣痛。
　　　(2)其實雙結，核似睪丸，故治㿉疝卵腫，有述類象形之義。

328 榧實

功能：潤肺，殺蟲。

331 蓮子

功能：(1)脾之果也，脾者黃宮，故能交水火而媾心腎。
　　　(2)安靖上下君相火邪，益十二經脈血氣。
主治：治脾泄久痢，白濁夢遺，女人崩帶，及諸血病。

332 蓮蕊鬚

功能：止夢泄遺精，吐崩諸血，略與蓮子同功。

333 藕

功能：(1)解熱毒，消瘀血，止吐衂淋痢，一切血證。

(2)藕生甘寒，涼血散瘀，止渴除煩，解酒毒蟹毒。

334 荷葉

功能：(1)其色青，其形仰，其中空，其象震，感少陽甲膽之氣。

(2)燒飯合藥，俾助脾胃，而升發陽氣。

(3)痘瘡倒靨者，用此發之，能散瘀血，留好血。

主治：治吐衄崩淋，損傷產瘀，一切血證，洗腎囊風。

335 芡實

主治：治泄瀉帶濁，小便不禁，夢遺滑精，腰膝瘀痛。

336 甘蔗

主治：治嘔噦反胃，大便燥結。

337 荸薺

主治：治五種噎膈，消渴黃疸，血證蠱毒。

338 菱

功能：安中消暑，止渴解酒。

339 西瓜

功能：解暑除煩，利便醒酒。

342 南棗

功能：調榮衛，補血生津，功十倍大棗。

345 櫻桃花

功能：達表，透發痘疹，得春氣最早。

348 胖大海

主治：治嗽痰肺熱。

349 粳米

功能：色白入肺，除煩清熱，煮汁止渴，粳乃稻之總名。

352 大麥芽

功能：消食除脹，散結祛痰，化一切米麵果實積，通乳下胎。

357 (黑)大豆

功能：消腫止痛，搗塗一切腫毒，煮食稀痘瘡。

359 綠豆

功能：行十二經，清熱解毒，利小便，止消渴，治瀉痢。

360 白扁豆

功能：止渴止瀉，專治中宮之病，解酒毒、河豚毒。

361 淡豆豉

功能：苦泄肺，寒勝熱，發汗解肌，調中下氣。

主治：治傷寒頭痛，煩躁滿悶，懊憹不眠，發斑嘔逆，血痢溫瘧。

362 刀豆

功能：溫中止呃（煅存性服），勝於柿蒂。

364 大麻仁

主治：治陽明病，胃熱汗多而便難。

365 薏苡仁

功能：(1)治水腫濕痺，腳氣泄泄痢，熱淋。

　　　(2)治肺痿，肺癰，咳吐膿血。

　　　(3)扶土所以抑木，故治風熱，筋急拘攣。

　　　(4)但其力和緩，用之須倍於他藥。

　　　(5)殺蚘墮胎。

370 酒

功能：過飲則傷神耗血，損胃爍精，動火生痰，發怒助慾，致生濕熱諸病。

371 韭

功能：解藥毒食毒，狂犬蛇蟲毒。

主治：治吐衄損傷一切血病，噎膈反胃。

372 蔥

功能：(1)外實中空，肺之菜也，肺主皮毛，其合腸明（大腸）。

　　　(2)故發汗解肌，以通上下陽氣，益目精，利耳鳴，通二便。

374 薤

功能：調中助陽，散血生肌，泄下焦大腸氣滯。

主治：治泄痢下重，胸痺刺痛，肺氣喘急，安胎利產，塗湯火傷。

375 胡荽

功能：內通心脾，外達四肢，辟一切不正之氣，痧疹痘瘡不出，煎酒飲之。

376 生薑

功能：(1)消水氣，行血痹通神明，去穢惡，救暴卒。

(2)療狐臭，搽凍耳，殺半夏、南星、菌蕈、野禽毒。

(3)辟霧露、山嵐、瘴氣。

(4)搗汁和黃明膠煎，貼風濕痹痛。

(5)薑皮辛涼，和脾行水，治浮腫脹滿。

377 乾薑、黑薑

功能：(1)生用辛溫，逐寒邪而發表。炮則辛苦大熱，除胃冷而守中。

(2)溫經止血，定嘔消痰，去臟腑沉寒痼冷。

(3)能去惡生新，使陽生陰長，故吐衄下血，有陰無陽者宜之。

(4)亦能引血藥，入氣分而生血，故血虛發熱，產後大熱者宜之。

(5)引以黑附，能入腎而袪寒濕，能回脈絕無陽。

(6)同五味利肺氣，而治寒嗽，燥脾濕而補脾，通心助陽而補心氣。

(7)開五臟六腑，通四肢關節，宣諸絡脈，治冷痹寒痞，反胃下痢。

378 山藥

功能：脾為心子，有又益心氣，治健忘遺精。

380 萊菔

功能：(1)辛甘屬土，生食升氣，熟食降氣，寬中化痰，散瘀消食。

(2)長於利氣，生能升，熟能降。

(3)升則吐風痰，散風寒，寬胸膈，發瘡疹。

(4)降則定痰喘嗽，調下痢後重，止內痛。

主治：(1)利二便，解酒毒制麵毒，豆腐積。

(2)生搗，治噤口痢，止消渴，塗跌打湯火傷。

381 白芥子

主治：治欬嗽反胃，痹木腳氣筋骨諸病。

382 蔓菁子

主治：敷蜘蛛咬毒。

385 甜瓜蒂

主治：(1)治風眩頭痛，懊憹不眠，癲癇喉痺。

(2)頭目濕氣，水腫黃疸，濕熱諸病。

389 豆腐

功能：中其毒者，以萊菔解之，性能解酒。

390 鍋巴

功能：開胃消食逐積。

391 飯鍋焦滯

功能：開胃健脾，化食，止泄。

392 范志建麯

主治：氣味主治均同六麯，而功倍之。

393 金

功能：金制木，重鎮怯，故鎮心肝，安魂魄。

主治：治驚癇風熱肝膽之病。

394 銅綠

主治：治風爛淚眼，惡瘡，疳瘡，婦人血氣心痛。

395 自然銅

功能：主折傷，續筋骨，散瘀止痛。

396 鉛

功能：(1)稟壬癸之氣，水中之金，金丹之母，八石之祖。

(2)外用解熱拔毒，去瘀長肉，熬膏必用之藥。

398 密陀僧

功能：(1)感銀鉛之氣而結，墜痰，鎮驚，止血散腫。

(2)消積殺蟲，療腫毒，瘉凍瘡，解狐臭，染髭髮。

399 丹砂

功能：(1)瀉心經邪熱，鎮心，清肝明目，發汗。

(2)定驚，祛風辟邪，解毒，止渴安胎。

藥物之功能主治

401 輕粉

功能：殺蟲治瘡，祛痰消積，善入經絡，瘐瘀藥多用之。

402 空青

功能：益肝明目，通竅利水。

403 雲母石

主治：治勞傷瀉痢，瘡腫癰疽。

404 石膏

功能：(1)寒能清熱降火，辛能發汗解肌，甘能緩脾益氣，生津止渴。

　　　(2)又胃主肌肉，肺主皮毛，為發斑發疹之要品。

主治：治傷寒鬱結，無汗，陽明頭痛，發熱惡寒，日晡潮熱，肌肉壯熱。

405 滑石

功能：(1)色白入肺，上開腠理，而發表，下走膀胱而行水。

　　　(2)為蕩熱除濕之要劑，消暑散結，通乳滑胎。

406 朴硝、芒硝

功能：(1)辛能潤燥，鹹能軟堅，苦能下泄，大寒能除熱。

　　　(2)朴硝酷澀性急，芒硝輕煉稍緩。

　　　(3)能蕩滌三焦腸胃實熱，推陳致新。

407 元明粉

功能：去胃中之實熱，蕩腸中之宿垢，潤燥破結，消腫明目。

408 太陰元精石

功能：治上盛下虛，救陰助陽，有扶危拯溺之功。

410 禹餘糧

主治：血分重劑，治欬逆下痢，血閉，血崩。

413 硇砂

主治：治噎膈癥瘕。

415 礞石

功能：製以硝石，能平肝下氣，為治驚利痰之聖藥。

416 代赭石

功能：苦寒養血，氣平血熱，入肝與心包。

主治：(1)專治二經血分之病。

(2)吐衄崩帶，胎動產難，小兒慢驚，金瘡長肉。

417 花乳石

功能：能化瘀血為水，止金瘡出血，下死胎胞衣。

418 爐甘石

功能：收濕除爛，退赤去翳，為目疾要藥。

419 陽起石

功能：補右腎命門。

421 白石英

主治：治肺痿吐膿，欬逆上氣。

422 紫石英

功能：心神不安，肝血不足，女子血海虛寒，不孕者宜之。

423 雄黃

主治：(1)治驚癇痰涎，頭痛眩運，暑瘧瀉利，泄瀉積聚。

(2)治勞疳，瘡疥，蛇傷。

424 石硫黃

主治：治寒痹冷癖，足寒無力，老人虛秘，婦人陰蝕，小兒慢驚。

425 石蟹

功能：解一切金石藥毒，醋磨敷癰腫。

428 砒石

功能：(1)專能燥痰，可作吐藥，療風痰，在胸膈。

(2)截瘧除哮，外用蝕敗肉，殺蟲枯痔。

431 膽礬

主治：(1)治喉痹欬逆，痙癇，崩淋。

(2)能殺蟲，治牙蟲瘡毒陰蝕。

434 食鹽

功能：(1)鹹潤下，故通大小便。

(2)鹹走血，而寒勝熱，故治目赤癰腫，血熱熱疾。

(3)鹹補心，故治心虛。

(4)鹹入腎，而主骨，故堅肌骨，治骨病齒痛。

(5)鹹潤燥，而辛泄肺，故治痰飲喘逆。

(6)鹹軟堅，故治結核積聚。

(7)又能涌吐醒酒，解毒，殺蟲，定痛止癢。

446 孩兒茶

功能：(1)清上膈熱，化痰生津，止血收濕，定痛生肌。

(2)塗金瘡口瘡，除疳痔腫。

449 伏龍肝

功能：調中止血，去濕消腫。

主治：(1)治欬逆，反胃，吐衄，崩帶尿血，遺精腸風。

(2)癰瘡，臍瘡，丹毒，催生下胎。

459 五靈脂

功能：除風化痰，殺蟲消積。

主治：(1)治血痺，血積，血眼，血痢，腸風崩中，一切血症。

(2)心腹血氣，一切諸痛。

460 夜明砂

功能：同鱉甲，燒煙辟蚊。

主治：治目盲翳障，瘧魃驚疳，血氣腹痛。

465 牛黃

主治：治中風入臟，驚癇口噤，小兒百病，發痘墮胎。

468 阿膠

主治：(1)治虛勞嗽咳，肺痿吐膿，吐血，衄血，血淋，血痔。

(2)腸風，下痢，腰痠骨痛，血痛血枯，經水不調。

(3)崩帶胎動，癰疽腫毒，及一切風病。

470 虎骨

主治：治風痺拘攣疼痛，驚悸癲癇，犬咬骨鯁。

471 犀角

主治：(1)治傷寒時疫，發黃發斑，吐血下血。

(2)畜血譫狂，痘瘡黑陷，消癰化膿，定驚明目。

472 羚羊角

主治：(1)治驚癇，搐搦，骨痛，筋攣。

(2)治狂越僻謬，夢魘驚駭。

(3)治瘀滯惡血，血痢腫毒。

(4)治傷寒伏熱，煩滿，氣逆，食噎不通。

473 鹿茸

主治：強筋健骨，治腰腎虛冷，四肢酸痛，頭眩眼黑，崩帶遺精，一切虛損勞傷。惟脈沉細，相火衰者宜之。

474 麝香

主治：(1)治卒中諸風，諸氣，諸血，諸痛，痰厥驚癇。

(2)癥瘕瘴瘧，鼻窒，耳聾，目翳，陰冷。

(3)治果積、酒積。

487 龍骨

主治：治多夢紛紜，驚癇，瘧痢，吐衄崩帶，遺精脫肛。

489 鯉魚

主治：治欬上氣，腳氣黃疸，妊娠水腫。

500 海狗腎

主治：治虛損勞傷陰痿精冷，功近蓯蓉瑣陽。

501 穿山甲

功能：(1)善竄，專能行散，通經絡達病所，入厥陰陽明（肝胃）。

(2)通經下乳，消腫潰癰，止痛排膿，和陽發痘。

(3)風瘧瘡科，須為要藥。

主治：(1)治風濕冷痹。

(2)以其食蟻，又治蟻瘻。

502 海螵蛸

　　主治：⑴治血枯，血瘕，血崩血閉，腹痛環臍，陰蝕腫痛。

　　　　　⑵瘧痢疳蟲，目翳淚出，聤耳出膿，厥陰少陰（肝腎）經病。

503 龜板

　　功能：屬金與水，補心益腎，滋陰資智。

　　主治：⑴治久嗽欬瘧，癥瘕崩漏，五痔。

　　　　　⑵產難，陰虛血弱之證。

504 鱉甲

　　主治：治勞瘦骨蒸，往來寒熱，溫瘧，瘧母。

511 石決明

　　功能：除肺肝風熱，除青盲內障，水飛點目，外障。

　　主治：亦治骨蒸勞熱，通五淋，解酒酸。

513 蛤蚧

　　功能：定喘止嗽，肺痿咳血，氣虛血竭者宜之。

514 蜂蜜

　　功能：⑴調營衛，通三焦，除眾病，和百藥，而與甘草同功。

　　　　　⑵止嗽治痢，明目悅顏。

　　　　　⑶同薤白搗，塗湯火傷，煎鍊成膠，通大便秘。

515 露蜂房

　　功能：塗瘰癧成瘻，止風蟲牙痛，敷小兒重舌，起陰痿。

　　主治：治驚癇瘛瘲，附骨癰疽，根在臟腑。

516 殭蠶

　　功能：治風化痰，散結行經。

　　主治：中風失音，頭風齒痛，喉痹咽腫，丹毒搔癢。

517 原蠶砂

　　功能：蠶食而不飲，屬火性燥，燥能去風勝濕，其砂辛甘而溫。

　　主治：⑴炒黃浸酒，治風濕為病。

　　　　　⑵炒熱熨患處亦良。

(3)麻油調敷，治爛弦風眼。

518 桑螵蛸

功能：通五淋，縮小便，炙飼小兒止夜尿。

主治：虛損陰痿，夢遺白濁，血崩腰痛，傷中疝瘕。

519 蟬蛻

功能：(1)退目翳，催生下胞。

(2)其蛻為殼，故治皮膚瘡瘍癮疹。

(3)其聲清響，故治中風失音。

(4)止小兒驚癇夜啼。

520 五倍子

主治：療消渴泄痢，瘡癬五痔，下血脫肛，膿水濕爛，子腸墜下。

522 斑蝥

功能：外用蝕死肌，敷疥癬，惡瘡，內用破石淋，拔瘰癧疔毒。

523 蠍

主治：(1)故治諸風眩掉，驚癇搐掣，口眼喎斜。

(2)瘧疾，風瘡，耳聾，帶疝，厥陰風木之病。

525 蟾蜍

主治：治瘡疽發背，小兒勞瘦疳疾。

537 人乳

功能：(1)潤五臟，補血液，止消渴，澤皮膚，治風火證。

(2)本血所化，目得血而能視，用點赤澀多淚。

538 紫河車

主治：大補氣血，治一切虛勞損極，恍惚失志，癲癇。

539 童便

主治：(1)治肺痿失音，吐衄損傷，胞胎不下。

(2)凡產後血運，敗血入肺，陰虛久咳，火蒸如燎者，惟此可以治之。

540 秋石

功能：為滋陰降火之聖藥。

藥物配伍

藥名	使	惡	畏	反
黃耆	茯苓	龜甲、白鮮皮	防風	
甘草	白朮、苦參、乾漆	遠志		大戟、芫花、甘遂、海藻
人參	茯苓	皂莢、黑豆、人溲、紫石英、鹹鹵	五靈脂	藜蘆
沙參			防己	藜蘆
丹參			鹹水	藜蘆☆忌醋
玄參		黃耆、山茱、薑棗		藜蘆☆勿犯銅器
二朮	防風、地榆			
萎蕤			鹹鹵	
狗脊	草薢			
石斛		巴豆	殭蠶	
遠志			珍珠、藜蘆	☆得茯苓龍骨良
石菖蒲	秦艽	麻黃		☆忌飴糖、羊肉、鐵器
牛膝		龜甲	白前	☆忌羊肉
甘菊花	朮、枸杞、地骨皮			
五味子	蓯蓉	萎蕤		☆熬膏良
天門冬	地黃、貝母	鯉魚		
麥門冬	地黃、車前	款冬花、苦參、青蘘、木耳		
款冬花	杏仁	皂莢、硝石、玄參	黃耆、貝母、連翹、麻黃、青蘘、辛夷	☆得紫菀良
紫菀	款冬	天雄、瞿麥、藁本、遠志	茵陳	
桔梗			龍膽、白芨	☆忌豬肉
白前				☆忌羊肉

藥 名	使	惡	畏	反
白芨	紫石英		杏仁	烏頭
半夏	柴胡、射干	皂角	生薑、秦皮、龜甲、雄黃	烏頭 ☆忌羊肉海藻飴糖
天南星			附子、乾薑、防風	
貝母	厚朴、白薇		秦芃	烏頭
栝樓仁	枸杞	乾薑	牛膝、乾漆	烏頭
天花粉		乾薑	牛膝、乾漆	烏頭
海藻				甘草
防風			萆薢、乾薑、白斂、芫花	☆殺附子毒
白芷	當歸	旋覆花		
細辛		黃耆、山茱萸	硝石、滑石	藜蘆
柴胡	前胡、半夏	皂角		
前胡	半夏	皂角		☆忌火
麻黃	厚朴、白薇	辛夷、石膏		
荊芥				☆反河蟹、魚、河豚、驢肉
紫蘇	宜橘皮			☆忌鯉魚
蒼耳子				☆忌豬肉
秦芃	菖蒲		牛乳	
威靈仙				☆忌茗麵湯
當歸		濕麵	菖蒲、海藻、生薑	
芎藭	白芷	黃耆、山茱萸	黃連、硝石、滑石	
白芍		芒硝、石斛	鱉甲、小薊	藜蘆
乾地黃		貝母	蕪荑	☆忌萊菔、蒜，銅鐵器 ☆得酒、門冬、丹皮、當歸良
何首烏	茯苓			☆忌諸血、無鱗魚、萊菔、蒜、鐵器
牡丹皮			貝母、菟絲、大黃	☆忌蒜、胡荽、伏砒
續斷	地黃			

藥　名	使	惡	畏	反
益母草				☆忌鐵
澤蘭	防己			
白薇		大黃、大戟、山茱萸、薑、棗		
艾葉	苦酒（醋也）、香附			
茜草				☆忌鐵
地榆		麥冬		☆得髮良
藺茹	甘草			
菴藺子	薏苡			
大黃	黃芩			
黃芩	山茱萸、龍骨		丹皮、丹砂	
黃連	黃芩、龍骨	菊花、元參、殭蠶、白鮮皮	款冬、牛膝	☆忌豬肉，殺烏頭、巴豆毒
胡黃連		畏惡同黃連		
苦參	元參	貝母、菟絲子、漏蘆		☆藜蘆
龍膽草	小豆、貫眾			☆忌地黃
牽牛子				☆得木香、乾薑良
防己		細辛	草薢	
葶藶	榆皮			☆得酒良
甘遂	瓜蒂	遠志		甘草
大戟			菖蒲	甘草 ☆得大棗則不損脾
商陸				☆得蒜良
芫花				甘草
常山	栝蔞為使			☆忌蔥茗
藜蘆	黃連	大黃	蔥白	細辛、芍藥、諸參
瞿麥	丹皮	螵蛸		
地膚子		螵蛸		
石韋	杏仁、滑石、射干			☆得菖蒲良
海金砂				忌火

藥 名	使	惡	畏	反
附子			人參、黃耆、甘草、防風、犀角、綠豆、童便	貝母、半夏、栝蔞、白芨、白斂 ☆中其毒者，黃連犀角甘草湯解之，黃土水亦可解。
破故紙		甘草		☆得胡桃胡麻良
巴戟天	覆盆子	丹參		
淫羊藿	山藥			☆得酒良
蛇床子		丹皮、貝母、巴豆		
菟絲子	山藥			
杜牛膝	地黃			
漏盧	連翹			
白頭翁				☆得酒良
白鮮皮		桑螵蛸、桔梗、茯苓、草薢		
草薢	薏苡		大黃、柴胡、前胡	☆忌茗、醋
決明子		大麻仁		
茯苓		白斂	地榆、秦艽、龜甲、雄黃	☆忌醋
側柏葉	桂牡	菊花		☆宜酒
肉桂				☆得人參、甘草、麥冬良 ☆忌生蔥、石脂
山茱萸		桔梗、防風、防己		
酸棗仁		防己		
杜仲		黨參		
桑白皮	續斷、桂心			☆忌鐵
厚朴	乾姜	澤瀉、硝石		☆忌豆，犯之動氣
苦楝子	茴香			
蔓荊子		石膏、烏頭		
辛夷	芎藭	石脂	黃耆、菖蒲、石膏	
五加皮	遠志	玄參		
椿樗白皮				☆忌神麴
秦皮	大戟	吳茱萸		

藥 名	使	惡	畏	反
皂角	柏實	麥冬	人參、苦參	
吳茱萸		丹參、硝石		
川椒	杏仁		款冬、防風、附子、雄黃、麻仁、涼水	
丁香			鬱金、火	
沒石子				☆忌銅鐵器
漆	半夏		川椒、紫蘇、雞子、蟹	
巴豆	芫花		大黃、黃連、涼水	☆得火良
竹瀝	薑汁			
雷丸	厚朴、芫花	葛根		
大棗				☆殺烏附毒，忌蔥、魚同食
桃仁	香附			☆用雙仁者有毒，不可食
杏仁		黃耆、黃芩、葛根		
黑大豆			五參、龍膽、豬肉	☆忌厚朴(犯之動氣) ☆得前胡、杏仁、牡蠣、石蜜、豬膽汁良
大麻仁			茯苓、白薇、牡蠣	
御米殼				☆得醋、烏梅、陳皮良
酒			枳椇、葛花、赤豆、綠豆粉、鹹鹵	
韭				☆忌蜜牛肉
蔥				☆同蜜食殺人，同棗食令人病
大蒜				☆忌蜜
薤				☆忌牛肉
金			錫、水銀	
鐵			磁石、皂莢	

藥　名	使	惡	畏	反
丹砂			鹽水	☆忌一切血
水銀			磁石、砒霜	
輕粉				☆土茯苓、黃連、黑鉛、鐵漿、陳醬能制其毒
雲母石	澤瀉	羊肉		
石膏	雞子			☆忌巴豆、鐵
滑石	石韋			☆宜甘草
朴硝芒硝	大黃			
元明粉				☆俱忌苦參
禹餘糧	牡丹			
硼砂				☆能制汞啞銅
凶砂			醋	☆并忌羊血
磁石	柴胡	牡丹		☆殺鐵消金
代赭石	乾薑		雄附	
陽起石	桑螵蛸	澤瀉、菌桂	菟絲子	☆忌羊血
石鐘乳	蛇床	牡丹、紫石英		☆忌參尤羊血蔥蒜胡荽
紫石英		黃連	二英俱畏附子	
石硫黃			細辛、諸血、醋	
礜石		羊血		
砒石			綠豆、冰水、羊血	
白礬	甘草	牡蠣	麻黃	
膽礬			桂、芫花、辛夷、白薇	
五靈脂		人參		
夜明砂		白薇、白斂		
犬肉			杏仁	☆忌大蒜
羊肉				☆半夏、菖蒲，忌銅器
牛黃	人參	龍骨、龍膽、地黃、常山		☆得牡丹、菖蒲良
阿膠	山藥		大黃	☆得火良
犀角	升麻			☆忌鹽

藥名	使	惡	畏	反
鹿茸			大黃	
麝香				☆忌蒜，不可近鼻，防蟲入腦
龍骨			石膏、川椒	☆忌魚及鐵，得人參、牛黃良
鯽魚				☆忌麥冬，芥菜，沙糖，豬肝
海螵蛸		附子、白芨、白斂		☆能淡鹽
龜板		人參		
牡蠣	貝母	麻黃、辛夷、吳茱萸		☆得甘草、牛膝、遠志、蛇床子良
石決明	惡旋覆			
蜂蜜				☆忌蔥、鮮萵苣同食
殭蠶		桑螵蛸、茯神、茯苓、桔梗、萆薢		
桑螵蛸			旋覆花	
斑蝥		甘草、豆花	巴豆、丹參	
蜈蚣			蜘蛛、蚰蜒、雞屎、桑皮、鹽	

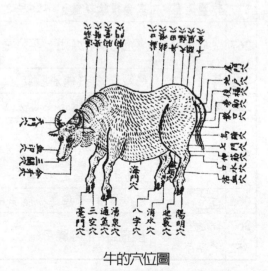

牛的穴位圖

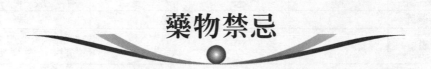

藥物禁忌

※表「心象」語句

〈藥物前之編號，請參閱書末附錄《本草備要》藥物次序表〉

孕婦

※孕婦－下流，只消破江，趙姐喜男卻白掃。

029	半夏	孕婦忌之。(血家、汗家、渴家忌之)	
177	王不留行	孕婦忌之。	※孕婦忌－流行凌霄 半下、洗腳
241	枳實枳殼	孕婦及氣虛人忌用。	
081	凌霄花	孕婦禁用。(破血之藥非所宜，不可近鼻聞傷腦)	
242	厚朴	誤服脫人元氣，孕婦忌之。	※猴婆－託人猿去應付
377	乾薑黑薑	多食損陰耗氣，孕婦忌之。	
267	（皂角刺）	癰疽已潰者禁用，孕婦忌之。	※造次－忌孕婦癰疽 已潰
471	犀角	妊婦忌之。(能消胎氣)	
248	石南葉	婦人不可久服，令思男。	※石南葉－思男夜
482	雀	1.不可同李和豬肝食。 2.妊婦食之，令子多淫。 3.服白朮人忌之。	
065	白芍	產後禁用。(寒瀉冷痛忌用)	
367 352	神麯 大麥芽	善下胎，不可輕用。	

肺

※廢—人叫性食酒，沙僧借白皮。

003	人參	肺中實熱者忌用。	※人身—會重死
273	胡椒	多食損肺，走動氣火，發瘡痔臟毒，齒痛目昏。	
311	杏仁	肺虛而嗽者禁用。（辛苦甘溫利）	※杏仁—會去（唱）兒歌
434	食鹽	多食傷肺，走血滲津發渴，凡血病、哮喘、水腫、消渴人為大忌。	
370	酒	熱飲傷肺，過飲，則傷神耗血，滿胃爍精，動火生痰，發怒助慾，致生溼熱諸病。	
004	沙參	寒客肺中作嗽勿服。	※沙僧—寒客
381	白芥子	久嗽肺虛人禁用。	※買戒子—就說需金
236	桑白皮	肺氣虛、風寒作嗽者慎用。	※商白批—會須瘋喊做售

脾

※皮—草蔻，曚死西瓜，牛謝神禮。

151	草豆蔻（辛熱）	過劑助脾熱，耗氣損目。（姜）	
415	礞石	氣弱脾虛者禁用。	※曚死—雞肉必須禁用
339	西瓜	多食傷脾助濕。	
015	牛膝	然性下行而滑竅，夢遺失精及脾虛下陷因而腿膝腫痛者禁用。	※牛妻下花→夢遺失精 脾虛泄瀉
006	玄參	脾虛泄忌用。	※元神—必須謝謝祭
319	梨	多食冷利，脾虛泄瀉及乳婦血虛人忌之。	

胃

099	黃芩	過服損胃，血虛寒中者禁用。	
240	黃柏	久服傷胃，尺脈弱者禁用。	
066	生地黃	多服傷胃。	
042	葛根	多食反傷胃氣。	
104	龍膽草	過服損胃。	龍膽－過服損胃
103	知母	苦寒傷胃而滑腸。	

※謝助理食茶－寒胃。

505	蟹	寒胃動風。（蟹爪：墮胎）	
297	竹瀝	寒胃滑腸，有寒濕者勿服。	※助理－喊位花娟，韓師不服。
404	石膏（死搞）	能寒胃，胃弱血虛及病邪未入陽明者禁用。	※為了學習－大搞
270	茶	1.多食傷脂、寒胃。 2.酒後飲茶，飲入膀胱腎經，患瘕疝水腫，空心亦忌之。	

※賣元明好香大牛乳－需餵肉。

019	麥門冬	性寒而泄，氣弱胃寒人忌用。	※賣啥而泄去彩會喊人
407	元明粉	胃虛實熱者禁用。	※元明紛爭－未需死人
154	藿香	胃弱胃熱而嘔者禁用。	※好香－餵肉餵肉
098	大黃	傷元氣而耗陰血，若病在氣分，胃虛血弱人禁用。	
107	牽牛	若溼熱在血分、胃弱氣虛人禁用。	
537	人乳	性寒滑，臟寒胃弱者，不宜多服。	

藥物禁忌

肺胃

※會為—白蔻喘叫娘。

149	白豆蔻	肺胃火盛及氣虛者禁用。	肺家本藥
272	川椒	肺胃素熱者忌之。	
158	良薑	肺胃熱者忌之。	

脾胃

※必會去喊（脾胃虛寒）—叫賣天份，苦練會。

356	蕎麥	脾胃虛寒者勿服。
033	天花粉	脾胃虛寒者禁用。
246	苦楝子	脾胃虛寒者忌之。
288	蘆薈	小兒脾胃虛寒作瀉者勿服。
318	山查	多食令人嘈煩易飢，反伐脾胃生發之氣。

虛

※選前薄金廿賣樂，挺連玲歎一噓。

022	旋覆花	走散之藥，冷利大腸，虛者慎用。	※先夫走散能力大虛
027	白前	虛者禁用。	※白潛—禁虛者
052.	薄荷	虛人不宜多服。	※不和—需不多
092	荊三稜	虛者慎用。	※經山嶺—需慎用
110	甘遂	虛者忌用。	※乾脆—繼續
123	瞿麥	性利善下，虛者慎用。	※洗腎—洛陽花
344	香薷	無滯而虛者禁用。	※無知兒須忌—相戀
109	葶藶子	久服令人虛。	
100	黃連	寒虛為病者禁用。	※黃蓮—喊虛偽病
220	茯苓	虛寒遺溺泄精者禁用。	
059	豨薟草	若痺痛由脾腎兩虛，陰血不足，不由風濕者忌服。	※洗錢—陰邪庇神

陰虛

※允許－男星黃妻，代己升柴。

030	天南星	陰虛燥痰禁用。	※英須澡堂禁男性
001	黃耆	表旺不宜用，陰虛者宜少用。	
105	青黛	陰虛火炎者禁用。	※英須活演禁青代
108	防己	性險而健，陰虛及濕熱在上焦氣分者禁用。	
043	升麻	陰虛火動者忌用。	※英須活動禁神媽
046	柴胡	陰虛火炎氣升者禁用。	※英活演氣生禁柴夫

氣虛

※妻虛－大腹經理，假親烏姨。

244	大腹皮	氣虛者忌用。	※氣須人忌食－大夫屁
296	荊瀝	氣虛食少者忌之。（甘平）	※氣虛食少，忌當－經理
501	穿山甲	癰瘍已潰者忌服，元氣虛者慎用。	※用養忌－穿山甲不允許
314	青皮	有汗及氣虛人禁用。	※親B－又喊去吸津
253	烏藥	氣虛氣熱者禁用。（辛溫）	※嗚嗚－氣氣
249	辛夷	性走竄，氣虛火盛者忌服。（辛溫）	※性姨－性竄火盛氣虛忌

血虛

※血洗－地獄將殘槍防琴，女天蠍，武林無助欠將逃。

084	地榆	血虛禁用。寇宗奭（著《本草衍義》）：虛寒瀉痢及初起者禁用。	
516	殭蠶	若諸證由於血虛，而無風寒客邪者勿用。	※講禪－學需無瘋
039	羌活	血虛頭痛，遍身痛者禁用。（此屬內證）	※羌活－禁用
040	防風	若血虛痙急，頭痛不因風寒，泄瀉不因寒濕。火升發嗽，陰虛盜汗，陽虛自汗者並禁用。	
099	黃芩	過服損胃，血虛寒中者禁用。	※皇親－喊中過損胃
269	櫻榔	失血過多者，初起未可遽用。	※傻侶－失學過多
057	天麻	血液衰少及類中風者忌用。	※學藝衰少累中人忌用－天天馬殺雞
523	蠍	類中風，慢脾驚屬虛者忌用。	
459	五靈脂	血虛無瘀者忌用。	※武林－無瘀血忌
271	吳茱萸	走氣動火，昏目發瘡，血虛有火者禁用。	※吾自娛－穴須有貨
079	茜草（行血）	血少者忌用。（以行血而止血，清瘀通經）	※欠操－血少者忌用
090	薑黃	血虛臂痛禁用。	
310	桃仁（行血）	血不足者禁用。（雙仁者有毒，不可食。雙仁者殺人。）	※血不足者禁－討人（妻）

血熱

※白痴學了愛胡説。

044	白芷（辛溫）	性升散，血熱有虛火者禁用。（但其治血虛頭痛）	※白痴－性神散 學了有虛火
076	艾葉	血熱為病者禁用。（苦辛生溫）	※愛意－睡了
077	延胡索	辛溫走而不守，通經墮胎，血熱氣虛者禁用。	※怨婦－睡了氣虛

瀉

※謝一阿紫，使君摟母馬，早歸冬，密封牛肉。

468	阿膠	瀉者禁用。	
080	紫草	瀉者禁用。	
146	使君子	忌飲熱茶，犯之作瀉。	
032	栝樓仁	瀉者忌用。（甘寒）	※子佼掛了一謝謝不用
103	知母	苦寒傷胃而滑腸。多服令人瀉。	
173	馬藺子	久服令人瀉。（別名蠡實）	※馬子造反一就俘鄰人洩
432	皂礬	多服令人瀉。	
063	當歸	滑大腸，瀉者忌用。	※學者忌當龜兒子
018	天門冬	性冷利，胃虛無熱及瀉者忌用。	※天冬一偽婿無樂卸兩粒
514	蜂蜜	能滑腸，泄瀉與中滿者忌用。	
167	生蒡子	性冷而滑利，痘證虛寒泄瀉者忌服。	※牛棒一冷豆花、虛寒瀉
150	肉豆蔻	瀉痢初起者忌用。燥脾澀腸。（辛溫氣芳）	※露肉一新聞氣象，協理出去

※滑場一主力狗輪。

297	竹瀝	寒胃滑腸，有寒濕者勿服。	※助理喊位花娟，韓師不服
229	枸杞子	腸滑者忌之。（利大小腸，補虛強筋骨去風，明目）	
051	紫蘇子（於051紫蘇項下）	滑腸氣虛者禁用。	

汗、燥

※燥漢－請媽通娼，築香簾。

314	青皮	有汗及氣虛人禁用。(最能發汗)	
048	麻黃	過劑則汗多亡陽，夏月禁用。	
118	木通	汗多者禁用。	※漢多不通
008	蒼朮	燥結多汗者忌用。	※趙姊多汗忌蒼朮
007	白朮	血燥無濕者禁用，能生膿作痛、潰瘍者忌之。補氣故也，凡脹滿者忌用。	
152	香附	李士材曰：「乃治標之劑，惟氣實血未大虛者宜之，不然恐傷氣而燥血，愈致其疾矣。」	
331	蓮子	大便燥者勿服。	

嗽、痢

※你說一五倍玉米殼，售你初期急用。

520	五倍子	嗽由外感，瀉非虛脫者禁用。	
366	御米殼	嗽痢初起者忌用。	※御米可售你初期急用
252	訶子	苦多酸少，雖澀腸但泄氣，氣虛及嗽痢初起者忌用。	
017	五味子	嗽初起，脈數有實火忌用。	※屋為一賣書失火收起
513	蛤蚧	咳嗽由風寒外邪者不宜用。氣虛血竭者宜之。	

真氣

※大吉藏香檳－損真氣。

111	大戟	通經墮胎，誤服損真氣。	※大騎－損真騎
116	常山	悍暴能損真氣，弱者慎用。	※藏山－神弱
153	木香	過服損真氣。	
243	檳榔	過服損真氣。	

060	威靈仙	熱疏泄真氣，弱者慎用。	※偽仙－真弱神
064	莒蒢	香竄辛散，能走泄真氣，單服久服令人暴亡。（單服則臟有偏勝，久服則過劑生邪）	
051	紫蘇	多服泄人真氣。（表弱氣虛忌用葉腸滑氣虛禁用子）	※比輸－多泄氣
159	蓳茇（辛熱）	多服泄真氣，動脾肺之火，損目。	※比－瀉氣 B 會火動

多、久、過服

456	雞子（於 456 雞項下）	多食令人滯悶。（雞）	※雉悶
360	白扁豆	多食壅氣。	※扁－勇氣
322	白果	多食則收令太過，令人壅氣臚脹，小兒發驚動疳。	※掰夠－說太過，勇氣怒張，驚動心肝
353	麵（於 353 小麥項下）	能壅氣作渴助濕發熱。	※扁掰夠妹－勇氣
369	醋	多食傷筋。（收縮太過）	
430	白礬	多服損人心肺，傷骨。	
358	赤小豆	滲津液，多食令人枯瘦。	※遇女人，吃小豆－滲津液
250	郁李仁	治標之劑，多食滲人津液。	
312	烏梅	多食損齒傷筋。	※烏梅糯米找木瓜－多食損齒
350	糯米	性黏滯，病人及小兒忌之。多食發濕熱，動痰損齒。	
309	大棗	多食損齒，中滿證忌之。	
317	木瓜	多食損齒骨，病癃閉。	
373	大蒜	氣薰臭，多食生痰動火，散氣耗血，損目昏神。	※昏暮－大帥草寇回豬舍，將斃。
151	草豆蔻	過劑助脾熱，耗氣損目。	
155	茴香	多食損目發瘡。	

239	豬苓	耗津液，多食損腎昏目。	※竹林－好幾夜順生昏目
120	澤瀉	多食損目。	※哲學－多昏目
376	生薑	多食兼酒，則患目發痔，瘡癰人忌食。	
159	薑芨	多服泄真氣，動脾肺之火，損目。	
271	吳茱萸	走氣動火，昏目發瘡，血虛有火者禁用。	
371	韭	多食昏神。	※匪（類）－混神
380	萊菔	多食滲血，白人髭髮。	※來福（槍）多使滲血白髮
185	劉寄奴	多服令人吐利。	※劉寄奴－圖利他人
399	丹砂	多食反令人痴呆。	
375	胡荽	久食令人多忘，病人不宜食。	※胡說－令人多忘
109	葶藶	多食令人虛。	※挺立－又令人虛
352	大麥芽	久服消腎氣。	
313	陳皮	多服久服，損人元氣。	
540	秋石	若煎煉失道，多服誤服反生燥渴之患。	
286	血竭	性急不可多使引膿。	※學姐性急不可多使引膿
014	石菖蒲	多用、獨用耗氣血為殃。（仙經稱水草精英神仙之靈藥）	※時常補（習）－耗氣血
045	細辛	味厚性烈，不可過用。（不可過一錢）	※魏后性烈不可一戲心
078	紅花	過用能使血行不止而斃。	
401	輕粉	不可過服常用。	
273	胡椒	多食傷肺，走氣動火，發瘡痔臟毒，齒動。	
241	枳實	泄肺走大腸，多用損胸中至高之氣。	

其它

002	甘草	中滿證忌之。(與大棗相同)	
230	地骨皮	中寒者忌之。	※地皮－中寒
197	珠兒參	臟寒者服之腹痛。鬱火服之，火不透發，反生寒熱。	※珠兒－丈夫慾火喊樂
051	紫蘇子(於051紫蘇項下)	滑腸氣虛者禁用。	
051	紫蘇	表弱氣虛者禁用。	
136	肉蓯蓉	驟用恐妨心，滑大便。	
047	前胡	無外感者忌用。	
385	胡瓜蒂	中上部無實邪者禁用。	
406	朴硝芒硝	熱結不致堅者不可用。	
112	商陸	令人見鬼神。	
102	苦參	腎肝虛而無熱者勿服。	※苦僧－肝腎虛無樂
279	丁香	熱證忌用。	※冰箱－肉粽
132	附子	熱霍亂禁用。	※富子－惹禍亂
147	益智子	因熱而崩濁者禁用。(辛熱)	※一直忍－熱而崩濁禁用
073	益母草	辛散之藥，瞳子散大者忌服。(性升散)	
188	青葙子	能助陽火，瞳子散者勿服。	
325	胡桃	動風痰，助腎火，有痰火積熱者少服。	
140	仙茅	相火盛者忌服。	※相火盛忌－亂瞄
160	菰草	火氣薰灼，耗血損年。	
420	石鐘乳	然性慄悍，須命門真火衰者，可偶用之。	
133	草烏頭	然至毒，無所釀制，不可輕投。	※吵無頭→無兩頭
174	蓖麻子	有毒熱，氣味頗近巴豆，肉服不可輕率。	

400	水銀	性滑重，直入肉，頭瘡切不可用，恐入筋絡，令人筋骨拘攣。	
473	鹿茸	不可嗅之，有蟲恐入鼻顙。	※隆一鼻
474	麝香	不可近鼻，防蟲入腦。	
081	凌霄花	不可近鼻，傷腦。	※凌霄一傷腦
501	穿山甲	癰瘍已潰者忌服，元氣虛者慎用。	※用養忌一穿山甲不允許
267	皂角刺（於267皂角項下）	癰疽已潰者禁用，孕婦忌之。	※用去潰一找刺
031	貝母	風寒濕食諸痰不宜。	
372	蔥	同蜜食殺人。同棗食令人病。	※"弄"蜜→殺人 "弄"找→病人

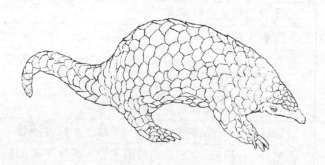

穿山甲

藥物品質

藥　名	品質要求
黃耆	皮黃肉白，堅實者良。
甘草	大而結者良。
人參	黃潤緊實，似人形者良。
沙參	似人參而體輕鬆，白實者良。
白朮	肥白者出浙地名雲頭朮。燥白出宣歙石狗頭朮，差勝於浙。
蒼朮	出茅山，堅小有硃砂點者良。
萎蕤	似黃精而差小，黃白多鬚。
石斛	光澤如金釵，股短而中實，生石上者良，名金釵石斛。 長而虛者名水斛，不堪用。
石菖蒲	根瘦節密，一寸九節者良。
牛膝	出四川及懷慶府，長大肥潤者良。
甘菊花	味兼甘苦，以單瓣味甘者入藥。
五味子	北產紫黑者良。南產色紅而枯。若風寒在肺，宜南者。
天門冬	取肥大明亮者。
麥門冬	肥大者良。
款冬花	十一、二月開花如黃菊，微見花未舒者良。
紫菀	根作節，紫色潤軟者良。
百部	根多成百故名，取肥實者。
薺苨	似人參而體虛無心，似桔梗而味甘不苦。(甜桔梗)
馬兜鈴	體輕而虛，熟則四開象肺，蔓生，實如鈴。
白前	似牛膝粗長，堅直易斷者，白前也；短小柔軟能彎者，白薇。

半夏	圓白而大，陳久者良。
天南星	根似半夏而大，葉形如虎掌，故一名虎掌。
貝母	川產開瓣者良，獨顆無瓣者，不堪用。
天花粉	即栝蔞根，澄粉食，大宜虛熱人。
海藻	出東海有大葉，馬尾二種。
海帶	似海藻而粗，柔弱而長。
昆布	出登萊者，搓如繩索。出閩越者，大葉如菜。
獨活	獨活－以形虛大，有白如鬼眼，節疏色黃者。 羌活－色紫節密氣猛烈者。並出蜀漢，又云：自西羌來者名羌活。
防風	黃潤者良。
藁本	根紫色似芎藭而輕虛，氣香味麻。
升麻	裏白外黑，緊實者良，名鬼臉升麻。
白芷	色白氣香者佳。
細辛	味極辛，產華陰者真。
柴胡	銀川者－根長尺餘，微白，治勞疳良。 北產者－如前胡而軟，並良。 南產者－強硬不堪用。
前胡	皮白肉黑，味甘氣香者良。
紫蘇	氣香者良。
薄荷	蘇產氣芳者良。
浮萍	紫背者良。
天麻	明亮堅實者良。
秦艽	形作羅紋相交，長大黃白左紋者良。
熟地黃	江浙生者－南方陽氣力微。 北方生者－純陰力大，以懷慶肥大菊花心者良。
何首烏	有赤白二種，夜則藤交，一名交藤，有陰陽交合之象，亦雄入血分， 白雌入氣分，以大如拳五瓣者良，三百年者，大似栲栳，服之成地仙。

牡丹皮	單瓣花紅品入藥，肉厚者佳。
續斷	川產良，狀如雞腳，皮黃皺，節節斷者真。
骨碎補	根似薑而扁長。
白薇	似牛膝而短小柔軟。
艾葉	陳者良。（陳皮、半夏、艾葉、芫花、香薷、枳實、枳殼、槐實、木瓜、吳茱萸，亦同）
當歸	川產力剛善攻。秦產力柔善補，以秦產頭圓尾多，肥潤氣香者良，名馬尾當歸。尾粗堅枯者名—纏頭當歸，只宜發散用。
芎藭	蜀產為川芎，秦產為西芎，江南為撫芎。以川產大塊，裏白不油，辛甘者勝。
延胡索	根如半夏，肉黃，小而堅者良。
凌霄花	藤生，花開五瓣，黃赤有點，不可鼻聞，傷腦。
大小薊	兩薊相似，花如梅，大薊莖高而葉微皺，小薊莖低而葉不皺，皆用根。
三七	味微甘，頗似人參，以末摻豬血中，血化為水者真。
地榆	似柳根，外黑裏紅。
蒲黃	香蒲花中蕊屑。
卷柏	生石上，拳攣如雞足，俗呼萬年松。
鬱金	出川廣，體銳圓如蟬肚，外黃內赤，色微香，味苦帶甘者真。
薑黃	出川廣。扁如乾薑者為片子薑黃。圓如蟬腹者為蟬肚鬱金。並可染色，尤形似鬱金而色不黃。
荊三稜	色黃體重，若鯽魚而小者良。
蘆根	取逆水肥厚者，去鬚節用。
大黃	川產錦紋者良。
黃芩	黃明者良。
黃連	出宣州者粗肥，出四川者瘠小。狀類鷹瓜，連珠者良。
胡黃連	心黑外黃，折之塵土出如煙者真。
牽牛	有黑白二種，黑者力速。

防己	出漢中，根大而虛，空心有花紋，色黃，名漢防己，治水。黑點黃腥木強者名一木防己，不佳，治風。酒洗用。
葶藶	子如黍米，微長色黃。
甘遂	皮赤肉白，根作連珠，重實者良。
大戟	杭產紫者為上，北產白者傷人。
商陸	取花白者良。
瞿麥	花大如錢，紅白斑爛，色甚斌媚，俗呼洛陽花，用蕊殼。
萹蓄	煮服，葉細如竹，弱莖蔓引，促節有粉，三月開紅花。
天仙藤	葉似葛，圓而小，有白毛，根有鬚，四時不凋。
地膚子	葉如蒿，莖赤。子類蠶砂。
石韋	生石陰，柔韌如皮，背有黃毛。
海金砂	莖細如線，引竹木上，葉紋皺處有砂，黃赤色。
香薷	陳者勝。
附子	母為一烏頭。　　　　　　細長者為一天雄。 附生者一為附子。　　　兩歧者為一烏喙。 連生者為一側子。　　　五物同出異名。 附子以西川彰明赤水產者為最，皮黑體圓，底平八角，重一兩以上者良。
草烏頭	野生狀類川烏，亦名烏喙。
白附子	根如草烏之小者，長寸許，皺紋有節。
肉蓯蓉	長大如臂，重至斤許，有松子鱗甲者良。
瑣陽	鱗甲櫛比，狀類男陽。
巴戟天	根如連珠，擊破中紫而潔者偽也，中雖紫，微有白糝粉色，而理小暗者真，蜀產佳。
胡蘆巴	出嶺南番舶者良，云是番萊菔子，故名。
蛇床子	似小茴而細，微炒殺毒則不辣。
菟絲子	無根蔓延草上，子黃黍粒，得酒良。

覆益子	狀如覆盆,故名。
使君子	出閩蜀,五瓣有稜,內仁如榧。
益智子	出嶺南,形如棗核,用仁研用。
白豆蔻	番舶者良,研細用。
肉豆蔻	出嶺南,似草蔻,外有皺紋,內有斑紋。
草豆蔻	閩產為一草蔻,如龍眼而微長,皮黃白,薄而稜峭。仁如砂仁,而辛香氣和。 滇廣所產名一草果,如訶子,皮黑厚而稜密,子粗而辛臭,雖是一物,微有不同。
木香	番舶上來,形如枯骨,味苦黏舌者良。
藿香	出交廣,方莖有節,葉微似茄葉。
茴香	大如麥粒,輕而有細稜者名大茴,出寧夏。他處小者名小茴,自番舶來。實八瓣者名一八角茴香。
良薑	出嶺南高州,子名紅豆蔻。
蓽茇	出南番,嶺南亦有,類椹子而長,青色。
煙草	閩產者佳。
金銀花	花葉同功,花香尤佳。
蒲公英	葉如萵苣,花如單瓣菊花。
紫花地丁	葉如柳而細,夏開紫花結角,生平地者起莖,生溝壑者起蔓。
鶴蝨	最黏人衣,有狐氣,炒熱則香。
常山	雞骨者良。
漏盧	出閩中,莖如油麻,枯黑如漆者真。
貫眾	根似狗脊而大。
射干	扁竹花根。
蓖麻子	形如牛蜱,黃褐有斑。
白頭翁	有風反靜,無風則搖,近根處有白茸。
王瓜	根如栝蔞之小者,味如山藥。

藥物品質 ❀

王不留行	花如鈴鐸，實如燈籠，子殼五稜，取苗子蒸。
冬葵子	拜葵復種，經冬至春作子者名冬葵子。根葉同功，春葵子亦滑。
白鮮皮	根黃白而心實。
萆薢	有黃白二種，黃長鞭白虛軟。軟者良。
土茯苓	大如鴨子，連綴而生，俗名冷飯團，有赤白二種，白者良。
旱蓮草	苗如旋覆，實如蓮房，斷之有汁，須臾而黑。
青葙子	類雞冠而穗尖長。
馬勃	生濕地朽木上，狀如肺肝，紫色虛軟，彈之粉出取粉用。
冬蟲夏草	四川嘉定府所產者最佳。冬在土中，形如老蠶，有毛能動，至夏則毛出土上，連身俱化為草。若不取，冬至則復化為蟲。
百腳草	生人家牆陰，秋冬不凋，一名鳳尾草，形如雞腳，又名雞腳草。
茯苓	松根靈氣結成，以大塊堅白者良。
琥珀	松脂入土，年久結成，或云楓脂結成，以摩熱拾芥者真。
肉桂	出嶺南桂州者良。
杜仲	出漢中，厚潤者良。
女貞子	女貞冬青，本草作二種，實一物也，冬至採佳。
桑寄生	他樹多寄生，以桑上採者為真，雜樹恐反有害，莖葉並用。
豬苓	多生楓樹下，塊如豬屎故名，肉白而實者良。
黃柏	川產肉厚色深者良。
枳實枳殼	皮厚而小為枳實；殼薄虛大為枳殼，陳者良。
椿樗白皮	香者為一椿，肌實而赤嫩，其苗可茹。 臭者為一樗，肌虛而白，主治略同，根東引者良。
厚朴	榛樹皮也，肉厚紫潤者良。
檳榔	雞心尖長，破之作錦紋者良。
苦楝子	川產良。
槐實	陳者良。
石南葉	關中者佳。

金櫻子	似榴而小，黃赤有刺。
訶子	從番舶來者，名訶黎勒，嶺南亦有。六稜，黑色肉厚者良。
烏藥	根有車轂紋，形如連珠者良。
五茄皮	莖青節白，花赤皮黃，根黑，上應五車之精，芬香五葉者佳。
秦皮	出西土，皮有白點，漬水碧色，書紙不脫者真。
海桐皮	出廣南，皮白堅韌，作索不爛。
蕤仁	叢生有刺，實如五味，圓扁有紋。紫赤可食。
密蒙花	產蜀中，葉冬不凋，其花密繁蒙茸，故名。
杉木	有赤白二種，赤油斑如野雞者，作棺尤貴，性直燒炭最發火藥。
皂角	一種小如豬牙，一種長而枯結，一種肥厚多脂，多脂者良。
椶櫚	年久敗椶尤良。
吳茱萸	陳者良。
川椒	秦產名秦椒，俗名花椒，實稍大。蜀產肉厚皮皺，為川椒。
胡椒	畢澄茄一類二種。
沈香	色黑沈水者良。
丁香	有雌雄二種，雌是雞舌香力大，禪用雄，去丁蓋乳子。
乳香	出諸番，如乳頭明透者良，市人多以楓香偽之。
沒藥	出諸南番，色赤類於琥珀者良。
楓脂香	色白微黃，能亂乳香。
冰片	出南番，云是老杉脂，以白如冰，作梅花片者良。以杉木炭養之則不耗。今人多以樟腦升打亂之。
樟腦	以樟木切片，浸水煎成，升打得法能亂冰片。
蘇合香	出諸番，合眾香之汁煎成，以筋挑起，懸絲不斷者真。
血竭	出南番，色赤，以染透指甲者真。
阿魏	出西番，木脂熬成。極臭，試取少許安銅器一宿，沾處白如汞者真。
蘆薈	出波斯國，木脂。味苦色綠者真。
蕪荑	形類榆莢，陳久氣羶者良。

沒石子	出大食諸番，顆小紋細者佳。
衛矛	幹有三羽，葉似野茶，酥炙用。
大楓子	出南番，子中有仁，白色，久則油黃不可用。
竹瀝	竹類甚多，淡竹肉薄，節間有粉，多汁而甘，最良。董竹堅而節促，皮白如霜。苦竹本粗葉大，筍味苦，入藥惟此三種，功相略同。
淡竹葉	竹生一年以上者，嫩而有力。
天竹黃	出南海，大竹之津氣結成，即竹內黃粉，片片如竹節者真。
雷丸	竹之餘氣，得霹靂而生。
大棗	北產肥潤品良，金華南棗更勝於北，徽寧所產亦有佳者。
陳皮	廣中陳久者良，故名陳皮。
木瓜	陳者良。
枇杷葉	葉濕重一兩，乾重三錢為氣足。
枳椇子	俗名雞距，以實拳曲如雞距，俗呼為棘枸。
巴旦杏仁	形扁皮白，尖彎如鸚哥者真。
粟	即梁米，有青黃赤白黑諸色，陳者良。
黑大豆	緊小者良。
胡麻	皮肉俱黑者良。
御米殼	即罌粟殼，一名麗春花，紅黃紫白，艷麗可愛。
紅麴	紅入米心，陳久者良。
醋	名苦酒，米造陳久者良。
山藥	色白而堅者入藥。
百合	花白者入藥。
白芥子	北產者良，煎湯不可過熱，熟則力減。
鐵	煆時砧上打落者名－鐵落。　　如塵飛起者名－鐵精。 器物生衣者名－鐵繡。　　鹽醋浸出者名－鐵華。
石膏	瑩白者良。
滑石	白而潤者良。

赤石脂	細膩黏舌者良。
禹餘糧	石中黃粉，生於池澤，無砂者良。
磁石	黑色能吸鐵者真。
陽起石	色白滋潤者良。
石鐘乳	通中輕薄如鵝翎管，碎之如爪甲光明者真。
白石英	白如水晶者良。
雄黃	赤似雞冠，明徹不臭，重三、五兩者良。
石硫黃	番舶者良。
無名異	生川廣，小黑石子也。
石灰	風化者良。
白礬	取潔白光瑩者。
膽礬	產銅坑中，乃銅之精液，磨鐵作銅色者真。 市人多以醋揉青礬偽之。形似空青，鴨嘴巴為上。
皂礬	深青瑩潔淨者良。
青鹽	出西羌，不假煎煉，方稜明瑩色青者良。
孩兒茶	出南番，云是細茶末納竹筒，埋土中日久取出。
伏龍肝	釜心多年黃土。
五靈脂	北地鳥名寒號蟲矢也，黑色氣甚燥惡，糖心潤澤者真。
夜明砂	蝙蝠矢，食蚊，砂皆蚊眼。
牛黃	成塊成粒，總不及生者，但磨指甲上黃透指甲為真。駱駝黃極易得，能亂真。
阿膠	用黑驢皮及阿井水煎成，以黑光帶綠色，夏月不軟者真。
虎骨	以頭骨脛骨良。
犀角	烏而光潤者勝，角尖尤勝。
羚羊角	出西地似羊而大，角有節，最堅勁，能碎金剛骨與獏骨。夜宿防患，以角掛樹而棲，角有掛紋者真，一邊有節而疏，乃山驢山羊，非羚也。多兩角，一角者勝。

鹿茸	鹿角初生，長二、三寸，分歧如鞍，紅如瑪瑙，破之如朽木者良。太嫩者，血氣未足，無力。
熊膽	通明者佳。
獺肝	諸肝皆有數葉，惟獺肝一月一葉，其間又有退葉，須於獺身取下，不爾多偽。
蝟皮	似鼠而圓大，褐色，攢毛外如栗房。
龍骨	白地錦紋，舐之粘舌者良。
穿山甲	如鼉而短，似鯉有足，尾甲力更勝。
鱉甲	色綠九肋，重七兩者為上。
龜板	大者良。上下甲皆可用。
石決明	如蚌而扁，惟一片無對，七孔九孔者良。
蛤蚧	口含少許，奔走不喘者真。藥力在尾，尾不全者，不效。
蜂蜜	以白如膏者良。
海參	有刺者名刺參，無刺者名光參，出遼海者良。
人乳	取年少無病婦人乳白而稠者，如兒食者良，黃赤清色氣腥穢者並不堪用。
童便	取十二歲以下童子，不食葷腥酸鹹者佳。
紫河車	以初胎及無病人者良。

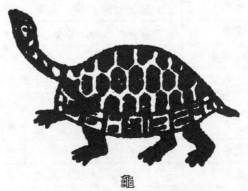

龜

藥物炮製

九蒸九曬

何首烏	凡使赤白各半，泔浸，竹刀刮皮切片，用黑豆與首烏拌勻，鋪柳甑，入砂鍋，九蒸九曬用。
胡麻	九蒸九曬，可以服食。
黃精	九蒸九曬用。
熟地黃	以好酒拌砂仁末，浸蒸曬九次用。
豨薟草	粗莖留枝葉花實，酒拌蒸曬九次，蜜丸，甚益元氣。搗汁熬膏，以甘草生地煎膏，煉蜜三味收之，酒調服尤妙。

甘草製

人中黃	納甘草末於竹筒中，緊塞其孔，冬月浸糞坑缸中，至春取出，洗懸風處，陰乾，取甘草用。
元明粉	朴硝煎化，同萊菔煮，再用甘草煎入罐，火煅，以去其鹹寒之性，陰中有陽，性稍和緩，大抵用代朴硝。
白前	去頭鬚，甘草水浸一伏時（即一晝夜）焙用。
石膏	瑩白者良，研細，甘草水飛用，近人因其寒，或用火煅，則不傷胃。
地骨皮	甘草水浸一宿用。
自然銅	火煅醋淬七次，細研，甘草水飛用。
附子	生用發散，熟用峻補，水浸麵裹煨，令發坼，乘熱切片炒黃，去火毒用，又法甘草二錢，鹽水薑汁童便各半盞，煮熟用。
款冬花	揀淨花，甘草水浸一宿，暴用。
雷丸	竹刀刮去黑皮，甘草水浸一宿，酒拌蒸，或泡用。

漏盧	甘草拌蒸。
遠志	去心，甘草水浸一宿用。
龍膽草	甘草水浸一宿，曝用。

蜜製

紫菀	去頭鬚，蜜水浸焙用。
桑白皮	為線可縫金瘡，刮去外皮，取白用（如恐其瀉氣用蜜炙之）。
桑椹	日乾為末蜜丸良，取極熟者，濾汁熬膏，入蜜煉稠點湯，和酒並炒，入燒酒經年愈佳。
蜜蒙花	淨酒浸一宿，候乾蜜拌蒸曬，三次。
枇杷葉	拭淨毛，治胃病薑汁炙，治肺病蜜炙。

黑豆製

大腹皮	取皮酒洗，黑豆湯再洗，煨用。
商陸	取花白者良。黑豆湯浸蒸用。
淡豆豉	<u>造淡豉法</u>：用黑大豆水浸一宿，淘淨，蒸熟，攤勻蒿覆，候生黃衣，取曬，簸淨，水拌，乾濕得所，安甕中，築實，桑葉厚蓋，泥封，曬七日，取出曝一時，又水拌入甕如此七次，再蒸，去火氣，甕收用。

米泔、糯米製

仙茅	糯米泔浸去赤汁，出毒用，忌鐵。
白朮	用糯米泔浸（借穀氣以和脾），陳壁土炒（藉土氣以助脾），或蜜水炒，人乳拌用（潤以制其燥）。
蒼朮	糯米泔浸焙乾，同芝麻炒，以制其燥。
肉豆蔻	糯米粉裹煨熟用，忌鐵。
貝母	去心糯米拌，炒黃搗用。

苦參	糯米泔浸，去腥氣，蒸用。
射干	泔水浸一日，竹葉煮半日用。
桔梗	去浮皮、泔浸微炒用。
王不留行	取苗子蒸，漿水浸用。
斑蝥	豆葉上蟲，黃黑斑文，去頭足，糯米炒熟，生用則吐瀉人，亦有用米，取氣不取質者。
大戟	漿水主去骨用。
葶藶	合糯米微炒，去米用。
殭蠶	糯米泔浸一日，待桑涎浮出，漉起焙乾，拭淨肉毛口甲搗用。

醋製

青皮	橘之青而未黃者，醋炒用。
厚朴	去粗皮，薑汁炙，或醋炒。
荊三稜	醋浸炒，或麵裹煨。
紫石英	火煅醋淬七次，研末水飛用。
雄黃	醋浸入萊菔汁煮乾用。
銅綠	用醋製銅刮用。
芫花	醋煮過水浸暴用。
蓽茇	醋浸，刮盡皮粟，色傷人肺。
鱉甲	醋炙，若治勞，童便炙，亦可熬膏。
古文錢	燒醋淬，煮汁各用。
馬藺子	炒用治疝，用醋拌，根葉同功。
麥麩	醋拌蒸。

酒製

酒浸	
大黃	有酒浸、酒蒸，生熟之不同，生用更峻。
天麻	濕紙包煨熟，切片，酒浸一宿，焙用。
巴戟天	去心酒浸焙用。
百部	取肥實者竹刀削去心皮，酒浸焙用。
肉蓯蓉	酒浸一宿，刷去浮甲，劈破，除內筋膜，酒蒸半日，又酥灸用，忌鐵。
枸杞子	酒浸搗用。
胡蘆巴	酒浸曝或蒸或炒。
蒙花	淨酒浸一宿，候乾蜜拌蒸曬，三次。
麥門冬	去心用，入滋補藥酒浸（製其寒）。
石斛	去頭根，酒浸用，細剉水浸，熬膏更良。
菟絲子	得酒良，淘去泥沙，酒浸一宿，曝乾搗末。
蛤蚧	凡使去頭足，洗去鱗內不淨，及肉毛，酥灸，或蜜灸，或酒浸焙用。
續斷	去向裏硬筋，酒浸用。
酒洗	
白薇	去鬚，酒洗用。
防己	酒洗用。
大腹皮	取皮酒洗，黑豆湯再洗，煨用。
紫草	去頭鬚酒洗。
酒蒸	
車前子	酒蒸搗餅焙研。
楮實	取子浸去浮者，酒蒸用。
女貞子	冬至採佳，酒蒸用。
天門冬	取肥大明亮者，去心皮酒蒸。二冬熬膏為良。
苦楝子	酒蒸，去皮取肉，去核用，用核則搥碎，漿水煮一伏時，去肉用。

紫河車	長流水，洗極淨，酒蒸焙乾，研末，或煮爛搗碎入藥，亦可調和煮食。
蔓荊子	去膜打碎用，亦有酒蒸炒用者。
破故紙	酒浸蒸用，亦有童便孔浸，鹽水炒者。
常山	酒浸蒸，或炒用。
萎蕤	竹刀刮去皮節，蜜水，或酒浸蒸用。
牛蒡子	酒拌蒸，待有霜，拭去用。
牡丹皮	酒拌蒸用。
蒼耳子	去刺，酒拌蒸。
覆盆子	去蒂，淘淨搗餅，用時酒拌蒸。
合歡皮	得酒良。
烏梢蛇	去頭與皮骨，酒煮或酥炙用。
鴨	老者良，酒或童便煮。
山茶花	用紅者為末，入童便薑汁酒調服，可代鬱金。
莪朮	堅硬難搗，灰火煨透，而乘熱搗之（入氣分），或醋磨酒磨或煮熟用（入血分）。

鹽水、鹹製

石決明	鹽水煮一伏時，或麵裹煨熟，研粉極細，水飛用。
牡蠣	鹽水，煮一伏時，煅粉用，亦有生用者。
卷柏	凡使鹽水煮半日，井水煮半日，焙用。
澤瀉	鹽水拌或酒浸，忌用鐵。
蓖麻子	鹽水煮去皮，研，或用油，忌鐵。
昆布	洗去鹹味用。
海藻	洗去鹹水用。（昂按其用在鹹，似不宜過洗）。
烏梅	青梅薰黑為烏梅，鹽漬為白梅。
川椒	微炒去汗，搗去裏面黃殼，取紅用（名椒紅）。得鹽良（入腎）。

薑汁製

半夏	浸七日，逐日換水瀝去涎，切片，薑汁拌。 （性畏生薑，用之以制其毒，得薑而功愈彰）
天南星	⑴以礬湯或皂角汁浸三晝夜曝用，或酒浸一宿蒸，竹刀切開，至不麻乃止。 ⑵或薑渣黃泥和包煨熟用，造麴法與半夏用。 ⑶造膽星法，臘月取黃牛膽汁，和南星末納入膽中，風乾，年久者彌佳。
草烏頭	薑汁炒或豆腐煮用，熬膏名射罔，傅箭射獸，見血立死。
山茶花	用紅者為末，入童便薑汁酒調服，可代鬱金。

陳者

木瓜	陳者良。
艾葉	陳者良，揉搗如棉謂之熟艾，灸火用，婦人丸散，醋煮搗餅，再為末用。煎服宜鮮者。
吳茱萸	陳者良，泡去苦烈汁用（須泡數次），止嘔黃連水炒，治疝鹽水炒，治血醋炒。
枳實、枳殼	陳者良，麩炒用。
香櫞佛手	陳者良。
香薷	陳者勝。

存性

蝟皮	煅黑存性用。
桃仁	行血連皮尖生用，潤燥去皮炒用，俱研碎或燒存性。
巴豆	或用殼用仁用油，生用炒用，醋煮，燒存性用，研去油名巴豆霜。
荔枝核	燒存性用，荔枝連殼煅研，止呃逆。
漆	炒令煙盡入藥，或燒存性。
髮	皂莢水洗淨，入罐，固煅存性用，胎髮尤良，補衰涸。
蝟皮	煅黑存性用。

炒黑

黃柏	生用降實火，蜜炙則不傷胃，炒黑能止崩帶，酒製治上，蜜製治中，鹽製治下。
地榆	生用瀉火，炒黑止血，薑汁炒止煩嘔，內熱用仁，表熱用皮。
梔子	取上截，炒黑用。
荊芥	連穗用（穗在於上故善升），治血炒黑用。
蝟皮	煅黑存性用。

酥炙

衛矛	酥炙用。
鎖陽	酥炙用。
鹿茸	酥塗微炙用或酒炙，不可嗅之有蟲，恐入鼻顙。
烏梢蛇	去頭與皮骨，酒煮或酥炙用。
蛤蚧	凡使去頭足，洗去鱗內不淨，及肉毛，酥炙，或蜜炙，或酒浸焙用。
穿山甲	或生或燒，酥炙，醋炙，童便，油煎，土炒，隨方用。
茵芋	炙用。
石南葉	炙用。
露蜂房	取懸於樹，受風露者炙用。
桑螵蛸	炙黃，或醋煮，湯泡，煨用。
蜈蚣	取赤足黑頭者火炙，去頭足尾甲，將荷葉火煨用，或酒炙。
龜板	酥炙，或酒炙，醋炙，豬脂炙，煅灰用，洗淨搥碎，水浸三日，用桑柴熬膏良。

水飛

囟砂	白淨者良，水飛過，醋煮煎乾，如霜用之。
磁石	火煅醋淬，研末，水飛，或醋煮，三日夜。
礞石硝石	礞石等分，打碎拌勻，入坩鍋煅至硝盡，石色如金為度，如無金星者不入藥，研末以水飛去硝毒用。

代赭石	煅紅醋淬水飛用。
花乳石	煅研水飛用。
爐甘石	煅紅，童便淬七次，研粉水飛用。
陽起石	火煅醋淬七次，研粉水飛用，亦有用燒酒樟腦升煉取粉者。
自然銅	火煅醋淬七次，細研，甘草水飛用。
丹砂	細研水飛三次用。
龍骨	酒浸一宿，水飛三度用，或酒煮酥炙火，亦有生用者，又水飛曬乾，黑豆蒸過用。
乳香	性黏難研，水飛過，用缽坐熱水中研之，或用燈心同研則易細。
紫石英	火煅醋淬七次，研末水飛用。
赤石脂	細膩黏舌者良，赤入血分，白入氣分，研粉水飛用。
石蟹	細研水飛。
伏龍肝	研細水飛用。
青黛	取嬌碧者水非淨用（內多石灰故須淘淨）。

熬膏

鱉甲	醋炙，若治勞，童便炙，亦可熬膏。
狗脊	去毛切，酒浸用，熬膏良。
石斛	去頭根，酒浸用，細剉水浸，熬膏更良。
青蒿	童便浸葉用，熬膏亦良，使子勿使葉，使根勿使莖。
旱蓮草	熬膏良。
金櫻子	去刺核用，熬膏亦良。
梨	搗汁用，熬膏亦良。
龜板	酥炙，或酒炙，醋炙，豬脂炙，煅灰用，洗淨搥碎，水浸三日，用桑柴熬膏良。
鱉甲	醋炙，若治勞，童便炙，亦可熬膏。

去心、核、皮、膜、毛

去心	
天門冬	取肥大明亮者，去心皮酒蒸。二冬熬膏為良。
巴戟天	去心酒浸焙用。
百部	取肥實者竹刀削去心皮，酒浸焙用。
麥門冬	去心用，入滋補藥酒浸（制其寒）。
遠志	去心，甘草水浸一宿用。
貝母	去心糯米拌，炒黃搗用。
蓮子	去心皮，蒸熟焙乾用。
去皮、毛、核	
狗脊	去毛切，酒拌蒸，熬膏良。
黃連	去毛。
香附	去毛。
山慈姑	去毛殼用。
石韋	去毛微炙用。
骨碎補	去毛用，或蜜拌蒸。
辛夷	去外皮毛（毛射肺令人欬），微炒用。
枇杷葉	拭淨毛，治胃病薑午炙，治肺病蜜炙。
山查	去皮核用。
山茱萸	去核用，核能滑精。
石菖蒲	去皮微炒用。
肉桂	去粗皮用（其毒在皮）。
皂角	去粗皮子弦，或蜜炙酥炙，絞汁燒灰用。
厚朴	去粗皮，薑汁炙，或醋炒。
胡桃	去皮用，斂濇連皮用。
桔梗	去浮皮，泔浸微炒用。

香附

旋覆花	去皮帶蕊殼，蒸用。
榆白皮	去粗皮，取白用。
豬苓	去皮用。
茯苓	去皮，乳拌蒸，多拌良。
椿樗白皮	去粗皮，或醋炙蜜炙用。
去頭鬚	
升麻	去鬚蘆用。
白前	去頭鬚，甘草水浸一伏時（即一晝夜）焙用。
紫菀	去頭鬚，蜜水浸焙用。
去皮尖	
杏仁	去皮尖炒研，雙仁者殺人，得火良。
郁李仁	去皮尖，蜜浸研。

去油

栝樓仁	去油用。炒香酒服，止一切血（寒降火）。
續隨子	去殼，取白色者，壓去油用。
大風子	久則油黃不可用，入丸藥，壓去油。

多種製法

多種製法	
黃耆	入補中藥，搥扁蜜炙，達表生用。
甘草	補中炙用，瀉火生用。
人參	去蘆用，補劑用熟，瀉火用生，煉膏服，能回元氣於無何有之鄉（有火者，天冬膏對服）。
訶子	酒蒸一伏時，去核取肉用，用肉則去核，生用清金行氣，煨熟溫胃固腸。
五味子	入滋補藥蜜浸蒸，入勞嗽藥生用，俱搥碎核。

柴胡	外感生用，內傷升氣，酒炒用根，中及下降用梢，有汗欬者，蜜水炒。
附子	生用－發散，熟用－峻補。水浸麵裹煨，令發坼，乘熱切片，炒黃，去火毒用。又法，甘草二錢，鹽水、薑汁、童便各半盞，煮熟用。
黃連	生用，去皮，治心火。　　豬膽汁炒－肝膽火。 醋炒－虛火。　　　　　酒炒－上焦火。 薑汁炒－中焦火。　　　吳茱萸湯炒－治濕熱在氣份。 鹽水或童便炒－下焦火。　乾漆水炒－在血分。 黃土炒－食積火。　　　乳浸－點眼赤人。
梔子	生用瀉火，炒黑止血，薑汁炒止煩嘔，內熱用仁，表熱用皮。
黃柏	生用－降實火，蜜炙－則不傷胃，炒黑－能止崩帶。 酒製－治上，蜜製－治中，鹽製－治下。
大黃	有酒浸酒蒸，生熟之不同，生用更峻。
茴香	炒黃用，得酒良，得鹽則入腎，發腎邪，故治陰疝。
陳皮	陳皮，入補藥則留白，入下氣消痰藥則去白。
麻黃	發汗用莖去節，煮十餘沸，掠去浮沫，或用醋湯略泡曬乾備用，亦有用蜜炙者（庶免大發）；止汗用根節。
生地黃	生掘鮮者，搗汁飲之，或用酒製，則不傷胃。生則寒，乾則涼，熟則溫。
上下行	
牛膝	下行生用，入滋補藥酒浸蒸。
知母	得酒良，上行酒浸，下行鹽水拌，忌鐵。
黃柏	生用降實火，蜜炙則不傷胃，炒黑能止崩帶，酒製治上，蜜製治中，鹽製治下。
黃芩	上行酒炒，瀉肝膽火，豬膽汁炒。
香附	去毛用，生則上行胸膈，外達皮膚，熟則下走肝腎，旁徹腰膝。 童便浸炒，則入血分而補虛；鹽水浸炒，則入血分而潤燥（或蜜水炒）。

藥物炮製

| 橘紅 | 治痰欶童便浸曬。治痰積薑炒，治下焦鹽水炒，核去皮炒用。 |

<table>
<tr><td colspan="2" align="center">血分</td></tr>
<tr><td>當歸</td><td>治血酒製，有痰薑製。</td></tr>
<tr><td>白芍</td><td>酒炒用（制其寒），婦人血分醋炒，下痢後重不炒。</td></tr>
<tr><td>乾地黃</td><td>酒製則上行外行，薑製則不泥膈。</td></tr>
<tr><td>阿膠</td><td>剉炒成珠，或麵炒，蛤粉炒（去痰），蒲黃炒（止血），酒化，水化，童便和用。</td></tr>
<tr><td>延胡索</td><td>酒炒行血，醋炒止血，生用破血，炒用調血。</td></tr>
<tr><td>桃仁</td><td>行血－連皮尖生用，潤燥－去皮炒用；俱研碎或燒存性。</td></tr>
<tr><td>吳茱萸</td><td>陳者良，泡去苦烈汁用（須泡數次）。止嘔－黃連水炒，治疝－鹽水炒，治血－醋炒。</td></tr>
<tr><td>五靈脂</td><td>研末酒飛去砂石用，行血宜生，止血宜炒。</td></tr>
</table>

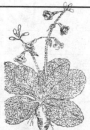

地黃

人部

人牙	煅退火毒。研用。
人乳	取年少無病婦人，乳白而稠者，如兒食良，黃赤清色，氣腥穢者，並不堪用，或暴曬用，茯苓粉收，或水頓取粉尤良。
秋石	蒙筌曰，每月取童便，每缸用石膏七錢，桑條攪澄，傾去清液，如此二三次，乃入秋露水攪澄（故名秋石），如此數次，滓穢淨，鹹味減，以重紙鋪灰上，曬乾刮去在下下重濁，取輕清者為秋石。
糞清	用櫻皮綿紙上舖黃土，淋糞濾汁，入新甕，碗覆，埋土中一年，則滿若泉水，全無穢氣用年久者彌佳。

其他

天南星	(1)以礬湯或皂角汁浸三晝夜曝用，或酒浸一宿蒸，竹刀切開，至不麻乃止。 (2)或薑渣黃泥和包煨熟用造麴法與半夏用。 (3)造膽星法，臘月取黃牛膽汁，和南星末納入膽中，風乾，年久者彌佳。
蜂蜜	用銀石器，每蜜一斤，入水四兩，桑火慢熬，掠出浮沫，至滴水成珠用。
草烏頭	薑汁炒或豆腐煮用。熬膏名射罔，傅箭射獸，見血立死。
龜板	酥炙，或酒炙，醋炙，豬脂炙，煨灰用，洗淨搥碎，水浸三日，用桑柴熬膏良。
人乳	取年少無病婦人，乳白而稠者，如兒食良，黃赤清色，氣腥穢者，並不堪用，或暴曬用，茯苓粉收；或水頓取粉尤良。
木香	磨汁用，東垣用黃連製，亦有蒸用，麵裏煨用者（煨用實腸止瀉），畏火。
石燕	磨汁或煮汁，或為末，水飛。
沉香	入湯劑磨汁用，入丸散紙裹置懷中，待燥碾之。忌火。
犀角	入湯劑，磨汁用，入丸散，剉細，紙裹納懷中，待熱搗之立碎。
半夏	浸七日，逐日換水瀝去涎，切片，薑汁拌（性畏生薑，用之以制其毒，得薑而功愈彰）。
甘遂	麵裏煨熟用。
白芥子	煎湯不可過熟，熟則力減。
旱蓮草	熬膏良。
烏藥	氣虛氣熱者禁用。
滑石	白而潤者良。
鉤藤鉤	久煎則無力。
赤石脂	細膩黏舌者良，赤入血分，白入氣分，研粉水飛用。
青蒿	童便浸葉用，熬膏亦良，使子勿使葉，使根勿使莖。
芡實	蒸熟搗粉用，濇精藥，或連殼用。

忌

知母	得酒良,上行酒浸,下行鹽水拌,忌鐵。
人參	去蘆用,補劑用熟,瀉火用生,煉膏服,能回元氣於無何有之鄉(有火者,天冬膏對服),參生時,背陽向陰,不喜風日,宜焙用,忌鐵。
仙茅	糯米泔浸去赤汁,出毒用,忌鐵。
肉豆蔻	糯米粉裹煨熟用,忌鐵。
草豆蔻	麵裹煨熟,取仁用,忌鐵。
蘇木	忌鐵。
蓖麻子	鹽水煮去皮,研,或用油,忌鐵。
肉蓯蓉	酒浸一宿,刷去浮甲,劈破,除內筋膜,酒蒸半日,又酥灸用,忌鐵。
澤瀉	鹽水拌或酒浸,忌用鐵。
玄參	蒸過焙用,勿犯銅器。
沉香	入湯劑磨汁用,入丸散紙裹置懷中,待燥碾之。忌火。
桑寄生	莖葉並用,忌火。
海金砂	忌火。

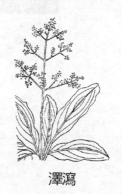

澤瀉

毒性藥物

微毒	杜牛膝，銅綠，蟾蜍。
小毒	百部、茵子、藺茹、鶴蝨、仙茅、山慈菇、木鱉子、苦楝子、杏仁、白果、密陀僧、丹蛇膽、吳茱萸、雷丸。
有毒	半夏、天南星、牽牛、甘遂、大戟、商陸、芫花、藜蘆、附子、白附子、烏頭、側子、天雄、烏喙、貫眾、射干、續隨子、蓖麻子、煙草、漆、大楓子、桃仁（雙仁者）、胡桃（油者有毒）、金、蛇床子、丹砂（生用無毒、錬則有毒）、輕粉（時珍曰：有毒）、凶砂、礞石、雄黃、石硫黃、古文錢、鵝、白花蛇（頭尾有毒）、斑蝥、蠍、蜈蚣。
大毒	巴豆、礬石、砒石、砒黃、砒霜（尤烈）、蟾酥。
至毒	草烏頭。（馬錢子更毒）
陰毒	水銀。

十八反

諸參細芍叛藜蘆，半蔞貝蘞茇攻烏，藻遂芫戟俱戰草。

訣：諸孫戲嫂判離廬，半樓被擊練功夫，早睡晚起俱戰操。

十九畏

硫磺本是火中精，朴硝一見便相爭；

水銀莫與砒霜見，狼毒最怕密陀僧；

巴豆性烈最為上，偏與牽牛不順情；

丁香莫與鬱金見，牙硝難合荊三稜；

川烏草烏不順犀，人參最怕五靈脂；

官桂善能調冷氣，若逢石脂便相欺。

孕婦忌服

烏頭附子配天雄，斑蝥水蛭及虻蟲；
野葛水銀併巴豆，牛膝薏苡與蜈蚣；
三稜芫花代赭石，大戟蟬蛻黃雌雄；
牙硝芒硝牡丹桂，半夏南星與通草；
槐花牽牛皂角同，硇砂乾漆蟹爪甲；
瞿麥乾薑桃仁通，地膽茅根都失中。

訣：烏斑野牛三大牙，半壞腦拒地。

《十劑》曰：

(1)宣，可去壅，生薑、橘皮之屬是也。
(2)通，可去滯，通草、防己之屬是也。
(3)補，可去弱，人參、羊肉之屬是也。
(4)洩，可去閉，葶藶、大黃之屬是也。
(5)輕，可去實，麻黃、葛根之屬是也。
(6)重，可去怯，磁石、鐵粉之屬是也。
(7)滑，可去著，冬葵子、榆白皮之屬是也。
(8)澀，可去脫，牡蠣、龍骨之屬是也。
(9)燥，可去濕，桑白皮、赤小豆之屬是也。
(10)濕，可去枯，白石英、紫石英之屬是也。

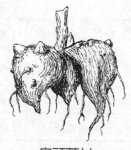

烏頭藥材

禁藥與其可用替代品

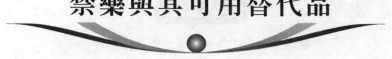

以下將『禁藥』的主要療效及可用代替品列出：

禁藥品名	主要療效	可用替代品
犀牛角、粉	解熱、鎮痙、鎮靜、止血。	水牛角、西醫療法。
虎骨	退化性關節炎、祛風止痛。	狗骨或其他祛風濕中藥材。
虎鞭	虎鞭	狗鞭、肉蓯蓉。
熊膽	鎮痛、鎮靜、消炎。	豬膽、西醫療法。
羚羊角（斑羚）	清熱、解毒、抗驚厥。	綿羊角、鉤藤加僵蠶。
穿山甲	消腫排膿、下乳通經散瘀、通絡。	銀花、皂角刺、王不留行
象皮	斂瘡生肌、皮膚病。	其他收斂性中藥材。
玳瑁	清熱、解毒、鎮靜。	綿羊角。
龜（板）	滋陰、補血、強健筋骨。	阿膠。
白花蛇、雨傘節	祛風濕、通經絡、鎮痛。	烏梢蛇、其他蛇類。
百步蛇	祛風濕、通經絡、鎮痛。	烏梢蛇
獺（肝）	養陰、骨蒸、潮熱、盜汗、咳嗽。	阿膠。
抹香鯨（龍延香）	利氣、和血、止痛。	沈香。
雲豹（骨）	壯陽	狗骨或其他祛風濕中藥材。
麝香	開竅、活血、催生、興奮。	冰片、蘇合香、安息香。
太守宮（蛤蚧）	壯陽。	狗鞭、鹿茸。

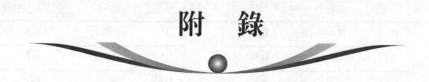

《本草備要》藥物次序表
（加註藥物臨床使用率）

Ⓐ表最常用藥；Ⓑ表常用藥；Ⓒ表通用藥；Ⓓ表少用藥；Ⓔ表罕用藥；
其餘：一般不用。（此處藥物臨床使用率ⒶⒷⒸⒹⒺ之標示，引自張賢
哲教授所著《本草備要解析》）

分類	序號	藥名	臨床使用率	分類	序號	藥名	臨床使用率
草部	001	黃耆	Ⓐ	草部	016	甘菊花	Ⓐ
	002	甘草	Ⓐ		017	五味子	Ⓑ
	003	人參	Ⓐ		018	天門冬	Ⓑ
	004	沙參	Ⓑ		019	麥門冬	Ⓐ
	005	丹參	Ⓑ		020	款冬花	Ⓒ
	006	玄參	Ⓑ		021	紫菀	Ⓒ
	007	白朮	Ⓐ		022	旋覆花	Ⓒ
	008	蒼朮	Ⓑ		023	百部	Ⓒ
	009	萎蕤	Ⓒ		024	桔梗	Ⓐ
	010	黃精	Ⓑ		025	薺苨	
	011	狗脊	Ⓒ		026	馬兜鈴	Ⓒ
	012	石斛	Ⓑ		027	白前	Ⓒ
	013	遠志	Ⓑ		028	白芨	Ⓑ
	014	石菖蒲	Ⓑ		029	半夏	Ⓐ
	015	牛膝	Ⓐ		030	天南星	Ⓒ

分類	序號	藥名	臨床使用率	分類	序號	藥名	臨床使用率
	031	貝母	Ⓐ		056	蒼耳子	Ⓑ
	032	栝樓仁	Ⓑ		057	天麻	Ⓑ
	033	天花粉	Ⓐ		058	秦艽	Ⓑ
	034	夏枯草	Ⓒ		059	豨薟草	Ⓒ
	035	海藻	Ⓒ		060	威靈仙	Ⓑ
	036	海帶	Ⓒ		061	鉤藤鉤	Ⓑ
	037	昆布	Ⓒ		062	茵芋	
	038	獨活	Ⓐ		063	當歸	Ⓐ
	039	羌活	Ⓐ		064	芎藭	Ⓐ
	040	防風	Ⓐ		065	白芍	Ⓐ
	041	藁本	Ⓑ		066	生地黃	Ⓐ
草	042	葛根	Ⓐ	草	067	乾地黃	Ⓐ
	043	升麻	Ⓑ		068	熟地黃	Ⓐ
部	044	白芷	Ⓐ	部	069	何首烏	Ⓑ
	045	細辛	Ⓐ		070	牡丹皮	Ⓑ
	046	柴胡	Ⓐ		071	續斷	Ⓑ
	047	前胡	Ⓑ		072	骨碎補	Ⓑ
	048	麻黃	Ⓐ		073	益母草	Ⓑ
	049	荊芥	Ⓐ		074	澤蘭	Ⓑ
	050	連翹	Ⓐ		075	白薇	Ⓔ
	051	紫蘇	Ⓐ		076	艾葉	Ⓑ
	052	薄荷	Ⓐ		077	延胡索	Ⓑ
	053	雞蘇			078	紅花	Ⓐ
	054	木賊	Ⓓ		079	茜草	Ⓒ
	055	浮萍	Ⓓ		080	紫草	Ⓓ

分類	序號	藥名	臨床使用率	分類	序號	藥名	臨床使用率
草 部	081	凌霄花	Ⓔ	草 部	106	大青	Ⓔ
	082	大小薊	Ⓒ		107	牽牛子	Ⓓ
	083	三七	Ⓑ		108	防己	Ⓑ
	084	地榆	Ⓓ		109	葶藶	Ⓒ
	085	蒲黃	Ⓒ		110	甘遂	Ⓔ
	086	卷柏	Ⓓ		111	大戟	Ⓔ
	087	蘭茹			112	商陸	Ⓔ
	088	菴蘭子			113	芫花	Ⓔ
	089	鬱金	Ⓒ		114	蕘花	
	090	薑黃	Ⓒ		115	澤漆	
	091	莪朮	Ⓒ		116	常山	Ⓓ
	092	荊三稜	Ⓒ		117	藜蘆	Ⓔ
	093	白茅根	Ⓒ		118	木通	Ⓑ
	094	蘆根	Ⓓ		119	通草	Ⓒ
	095	苧根	Ⓔ		120	澤瀉	Ⓐ
	096	薔薇根			121	車前子	Ⓐ
	097	芭蕉根			122	燈心草	Ⓒ
	098	大黃	Ⓑ		123	瞿麥	Ⓒ
	099	黃芩	Ⓐ		124	萹蓄	Ⓒ
	100	黃連	Ⓐ		125	天仙藤	Ⓓ
	101	胡黃連	Ⓓ		126	地膚子	Ⓓ
	102	苦參	Ⓒ		127	石韋	Ⓒ
	103	知母	Ⓐ		128	海金砂	Ⓒ
	104	龍膽草	Ⓑ		129	茵陳	Ⓐ
	105	青黛	Ⓒ		130	香薷	Ⓒ

分類	序號	藥名	臨床使用率	分類	序號	藥名	臨床使用率
草部	131	青蒿	Ⓒ	草部	156	甘松香	Ⓔ
	132	附子	Ⓐ		157	山奈	Ⓓ
	133	草烏頭	Ⓒ		158	良薑	Ⓒ
	134	白附子	Ⓓ		159	蓽茇	Ⓔ
	135	破故紙	Ⓒ		160	煙草	
	136	肉蓯蓉	Ⓑ		161	金銀花	Ⓑ
	137	鎖陽	Ⓒ		162	蒲公英	Ⓒ
	138	巴戟天	Ⓑ		163	紫花地丁	Ⓓ
	139	胡蘆巴	Ⓓ		164	杜牛膝	Ⓒ
	140	仙茅	Ⓔ		165	鶴蝨	Ⓓ
	141	淫羊藿	Ⓒ		166	山豆根	Ⓓ
	142	蛇床子	Ⓒ		167	牛蒡子	Ⓒ
	143	菟絲子	Ⓒ		168	山慈菇	Ⓓ
	144	覆盆子	Ⓒ		169	漏盧	Ⓔ
	145	蒺藜子	Ⓒ		170	貫眾	Ⓓ
	146	使君子	Ⓔ		171	射干	Ⓒ
	147	益智子	Ⓒ		172	續隨子	Ⓔ
	148	砂仁	Ⓑ		173	馬藺子	Ⓔ
	149	白豆蔻	Ⓓ		174	蓖麻子	Ⓔ
	150	肉豆蔻	Ⓓ		175	白頭翁	Ⓓ
	151	草豆蔻	Ⓓ		176	王瓜	
	152	香附	Ⓐ		177	王不留行	Ⓔ
	153	木香	Ⓐ		178	冬葵子	Ⓔ
	154	藿香	Ⓑ		179	白鮮皮	Ⓒ
	155	茴香	Ⓒ		180	草薢	Ⓒ

分類	序號	藥名	臨床使用率	分類	序號	藥名	臨床使用率
草部	181	土茯苓	Ⓒ	草部新增	206	建蘭	
	182	白薇	Ⓒ		207	秋海棠	
	183	預知子			208	玫瑰花	Ⓒ
	184	旱蓮草	Ⓒ		209	仙鶴草	Ⓒ
	185	劉寄奴	Ⓒ		210	野薔薇	
	186	馬鞭草	Ⓓ		211	馬蘭	
	187	穀精草	Ⓒ		212	藍根	Ⓒ
	188	青葙子	Ⓓ		213	百腳草	Ⓓ
	189	決明子	Ⓒ		214	芭蕉根	
	190	蓼實			215	敗醬	Ⓔ
	191	馬勃	Ⓓ		216	地錦	Ⓔ
	192	木鼈子	Ⓓ		217	臙脂	
草部新增	193	西洋參	Ⓐ		218	雞血藤	Ⓒ
	194	東洋參	Ⓐ		219	絡石藤	Ⓒ
	195	黨參	Ⓐ	木部	220	茯苓	Ⓐ
	196	太子參	Ⓒ		221	茯神	Ⓑ
	197	珠兒參	Ⓔ		222	琥珀	Ⓒ
	198	土人參			223	松節	Ⓓ
	199	霍山石斛	Ⓓ		224	柏子仁	Ⓑ
	200	冬蟲夏草	Ⓑ		225	側柏葉	Ⓒ
	201	落得打			226	肉桂	Ⓐ
	202	水仙根			227	桂心	Ⓒ
	203	草棉花子			228	桂枝	Ⓐ
	204	香蕉			229	枸杞子	Ⓐ
	205	淡竹葉			230	地骨皮	Ⓒ

分類	序號	藥名	臨床使用率	分類	序號	藥名	臨床使用率
木部	231	山茱萸	Ⓑ	木部	256	榆白皮	
	232	酸棗仁	Ⓑ		257	秦皮	Ⓒ
	233	杜仲	Ⓐ		258	海桐皮	Ⓓ
	234	女貞子	Ⓒ		259	蕤仁	Ⓔ
	235	楮實	Ⓒ		260	密蒙花	Ⓒ
	236	桑白皮	Ⓐ		261	芙蓉花	
	237	桑寄生	Ⓑ		262	山茶花	
	238	梔子	Ⓐ		263	木槿	Ⓓ
	239	豬苓	Ⓑ		264	杉木	
	240	黃柏	Ⓐ		265	烏桕木	
	241	枳實枳殼	Ⓐ		266	水楊柳	
	242	厚朴	Ⓐ		267	皂角	Ⓒ
	243	檳榔	Ⓒ		268	肥皂莢	Ⓔ
	244	大腹皮	Ⓒ		269	椶櫚	Ⓓ
	245	槐實	Ⓓ		270	茶	Ⓓ
	246	苦楝子	Ⓒ		271	吳茱萸	Ⓒ
	247	蔓荊子	Ⓑ		272	川椒	Ⓒ
	248	石南葉	Ⓔ		273	胡椒	Ⓒ
	249	辛夷	Ⓑ		274	蘇木	Ⓓ
	250	郁李仁	Ⓓ		275	沈香	Ⓑ
	251	金櫻子	Ⓒ		276	檀香	Ⓓ
	252	訶子	Ⓓ		277	紫檀	
	253	烏藥	Ⓒ		278	降真香	Ⓔ
	254	五加皮	Ⓒ		279	丁香	Ⓒ
	255	椿樗白皮	Ⓔ		280	乳香	Ⓒ

分類	序號	藥名	臨床使用率	分類	序號	藥名	臨床使用率
木部	281	沒藥	Ⓒ	木部新增	306	南燭	Ⓔ
	282	楓脂香			307	合歡皮	Ⓓ
	283	冰片	Ⓒ		308	黃楝芽	
	284	樟腦	Ⓒ	果部	309	大棗	Ⓐ
	285	蘇合香	Ⓔ		310	桃仁	Ⓑ
	286	血竭	Ⓒ		311	杏仁	Ⓑ
	287	阿魏	Ⓔ		312	烏梅	Ⓒ
	288	胡桐淚			313	陳皮	Ⓐ
	289	蘆薈	Ⓓ		314	青皮	Ⓑ
	290	蕪荑	Ⓔ		315	栗	
	291	沒石子	Ⓔ		316	柿乾	Ⓒ
	292	衛矛	Ⓔ		317	木瓜	Ⓑ
	293	漆	Ⓔ		318	山查	Ⓑ
	294	巴豆	Ⓔ		319	梨	
	295	大風子	Ⓔ		320	枇杷葉	Ⓑ
	296	荊瀝			321	橄欖	Ⓔ
	297	竹瀝			322	白果	Ⓒ
	298	竹茹	Ⓒ		323	石榴皮	Ⓓ
	299	淡竹葉	Ⓑ		324	枳椇子	Ⓒ
	300	天竹黃	Ⓒ		325	胡桃	Ⓒ
	301	雷丸	Ⓔ		326	龍眼肉	Ⓑ
	302	赤檉柳	Ⓔ		327	荔枝核	Ⓓ
木部新增	303	伽南香	Ⓔ		328	榧實	Ⓔ
	304	金雞勒			329	海松子	Ⓔ
	305	安息香	Ⓔ		330	落花生	

分類	序號	藥名	臨床使用率	分類	序號	藥名	臨床使用率
果部	331	蓮子	Ⓑ	穀菜部	356	蕎麥	Ⓒ
	332	蓮蕊鬚	Ⓒ		357	黑大豆	Ⓒ
	333	藕	Ⓒ		358	赤小豆	Ⓒ
	334	荷葉	Ⓒ		359	綠豆	Ⓓ
	335	芡實	Ⓑ		360	白扁豆	Ⓒ
	336	甘蔗			361	淡豆豉	Ⓒ
	337	荸薺			362	刀豆	Ⓔ
	338	菱			363	胡麻	Ⓒ
	339	西瓜			364	大麻仁	Ⓒ
果部新增	340	巴旦杏仁	Ⓑ		365	薏苡仁	Ⓑ
	341	梅花	Ⓔ		366	御米殼	
	342	南棗			367	神麴	Ⓑ
	343	香櫞佛手	Ⓓ		368	紅麴	
	344	香欒			369	醋	Ⓑ
	345	櫻桃花			370	酒	Ⓑ
	346	化州橘花	Ⓒ		371	韮	Ⓓ
	347	金柑皮			372	蔥	Ⓓ
	348	胖大海	Ⓒ		373	大蒜	Ⓓ
穀菜部	349	粳米	Ⓒ		374	薤	Ⓒ
	350	糯米			375	胡荽	Ⓔ
	351	米穀芽	Ⓒ		376	生薑	Ⓐ
	352	大麥芽	Ⓒ		377	乾薑黑薑	Ⓑ
	353	小麥	Ⓓ		378	山藥	Ⓐ
	354	稷			379	百合	Ⓒ
	355	粟			380	萊葍	Ⓒ

分類	序號	藥名	臨床使用率	分類	序號	藥名	臨床使用率
穀菜部	381	白芥子	Ⓔ	金石水土部	406	朴硝芒硝	Ⓑ
	382	蔓菁子			407	元明粉	Ⓔ
	383	蕓薹			408	太陰元精石	
	384	馬齒莧	Ⓔ		409	赤石脂	Ⓓ
	385	甜瓜蒂	Ⓔ		410	禹餘糧	Ⓔ
	386	冬瓜	Ⓓ		411	浮石	Ⓓ
	387	絲瓜	Ⓓ		412	硼砂	Ⓒ
	388	茄根			413	硇砂	
穀菜部新增	389	豆腐			414	磁石	Ⓒ
	390	鍋巴			415	礞石	Ⓔ
	391	飯鍋焦滯			416	代赭石	Ⓒ
	392	范志建麴			417	花乳石	Ⓔ
金石水土部	393	金			418	爐甘石	Ⓒ
	394	銅綠	Ⓔ		419	陽起石	Ⓒ
	395	自然銅	Ⓓ		420	石鐘乳	Ⓔ
	396	鉛	Ⓒ		421	白石英	Ⓔ
	397	鐵			422	紫石英	Ⓔ
	398	密陀僧	Ⓔ		423	雄黃	Ⓒ
	399	丹砂	Ⓑ		424	石硫黃	Ⓒ
	400	水銀			425	石蟹	Ⓔ
	401	輕粉	Ⓔ		426	無名異	Ⓓ
	402	空青			427	礜石	
	403	雲母石	Ⓔ		428	砒石	Ⓔ
	404	石膏	Ⓐ		429	石灰	
	405	滑石	Ⓑ		430	白礬	Ⓒ

分類	序號	藥名	臨床使用率	分類	序號	藥名	臨床使用率
金石水土部	431	膽礬	Ⓔ	禽獸部	456	雞	Ⓑ
	432	皂礬	Ⓔ		457	烏骨雞	
	433	青鹽	Ⓓ		458	鴨	
	434	食鹽	Ⓑ		459	五靈脂	Ⓒ
	435	急流水			460	夜明砂	Ⓔ
	436	逆流洄瀾水			461	豬	
	437	甘瀾水			462	犬肉	
	438	井泉水			463	羊肉	
	439	百沸湯			464	牛肉	
	440	陰陽水			465	牛黃	Ⓒ
	441	黃虀水			466	白馬溺	
	442	露水			467	驢溺	
	443	臘雪水			468	阿膠	Ⓑ
	444	冰			469	黃明膠	
	445	地漿水			470	虎骨	Ⓒ
	446	孩兒茶	Ⓒ		471	犀角	Ⓑ
	447	百草霜			472	羚羊角	Ⓑ
	448	墨			473	鹿茸	Ⓑ
	449	伏龍肝	Ⓔ		474	麝香	Ⓒ
	450	鹼			475	熊膽	Ⓔ
金石水土部新增	451	古文錢			476	象皮	Ⓔ
	452	新絳			477	獺肝	
	453	石燕	Ⓔ		478	猬皮	Ⓔ
	454	石蟹	Ⓔ		479	兔矢	Ⓔ
	455	各種藥露			480	豻鼠矢	

分類	序號	藥名	臨床使用率	分類	序號	藥名	臨床使用率
禽獸部新增	481	燕窩	Ⓓ		506	蝦	
	482	雀			507	牡蠣	Ⓑ
	483	鴿			508	蛤粉	Ⓓ
	484	雉			509	瓦楞子	Ⓔ
	485	鵝			510	田螺	
	486	麋茸麋角	Ⓒ		511	石決明	Ⓒ
鱗介魚蟲部	487	龍骨	Ⓑ		512	珍珠	Ⓑ
	488	龍齒	Ⓒ		513	蛤蚧	Ⓑ
	489	鯉魚			514	蜂蜜	Ⓐ
	490	鯽魚			515	露蜂房	Ⓔ
	491	石首魚	Ⓔ		516	殭蠶	Ⓒ
	492	鱧魚膽			517	原蠶砂	Ⓓ
	493	青魚		鱗介魚蟲部	518	桑螵蛸	Ⓒ
	494	鱮魚			519	蟬蛻	Ⓒ
	495	鰻鱺			520	五倍子	Ⓓ
	496	蚺蛇膽	Ⓓ		521	白蠟	Ⓓ
	497	白花蛇	Ⓒ		522	斑蝥	Ⓔ
	498	烏梢蛇	Ⓓ		523	蠍	Ⓓ
	499	蛇蛻	Ⓒ		524	蜈蚣	Ⓒ
	500	海狗腎	Ⓔ		525	蟾蜍	Ⓓ
	501	穿山甲	Ⓒ		526	白頸蚯蚓	Ⓒ
	502	海螵蛸	Ⓒ		527	五穀蟲	Ⓓ
	503	龜板	Ⓑ				
	504	鱉甲	Ⓑ				
	505	蟹					

分類	序號	藥名	臨床使用率	分類	序號	藥名	臨床使用率
	528	海蛇			535	髮	Ⓓ
	529	海馬	Ⓒ		536	人牙	
	530	海龍	Ⓒ		537	人乳	
鱗介魚蟲部新增	531	海參		人部	538	紫河車	Ⓒ
	532	淡菜			539	童便	
	533	貝子			540	秋石	Ⓔ
	534	馬珂			541	人中黃	Ⓔ
					542	糞清	
					543	人中白	Ⓓ